肝胆疾病临证诊疗与禁忌

刘铁军　杨永刚　著

世界图书出版公司

图书在版编目（CIP）数据

肝胆疾病临证诊疗与禁忌 / 刘铁军 , 杨永刚著 . --
北京 : 世界图书出版公司 , 2019.11
  ISBN 978-7-5192-6631-8

Ⅰ . ①肝… Ⅱ . ①刘… ②杨… Ⅲ . ①肝病（中医）—
中医治疗法②胆道疾病—中医治疗法 Ⅳ . ① R256.4

中国版本图书馆 CIP 数据核字 (2019) 第 177514 号

书　　　名	肝胆疾病临证诊疗与禁忌
（汉语拼音）	GANDAN JIBING LINZHENG ZHENLIAO YU JINJI
著　　　者	刘铁军　杨永刚
总　策　划	吴　迪
责 任 编 辑	韩　捷
装 帧 设 计	刘　陶
出 版 发 行	世界图书出版公司长春有限公司
地　　　址	吉林省长春市春城大街 789 号
邮　　　编	130062
电　　　话	0431-86805551（发行）　0431-86805562（编辑）
网　　　址	http：//www.wpcdb.com.cn
邮　　　箱	DBSJ@163.com
经　　　销	各地新华书店
印　　　刷	吉林省金昇印务有限公司
开　　　本	787 mm×1092 mm　1/16
印　　　张	15.75
字　　　数	212 千字
印　　　数	1—3 000
版　　　次	2019 年 11 月第 1 版　2019 年 11 月第 1 次印刷
国 际 书 号	ISBN 978-7-5192-6631-8
定　　　价	48.00 元

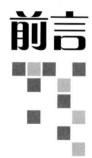

前言

　　肝脏是人体最大的消化腺，就像一个巨大的"化工厂"，每日复杂而有序地工作着，胆囊为一肌性膜性囊，可以贮存和浓缩胆汁，并将胆汁排入十二指肠。它们不会像胃那样蠕动，也不会像食物那样在肠道中发出汩汩的声音，更不会像心脏那样怦怦地跳动，因此你并不会感觉到它的存在。但是，当你的肝胆出现问题的时候，你就会感觉到它是多么重要。你可能已经去了正规医院，接受了正确的诊断和治疗，却因偶尔感冒发热，吃了两片解热镇痛药，导致病情加重，甚则发生肝衰竭；或者可能因出去吃了一顿肉食大餐，导致肝性脑病的发生；也可能因"性情之中"，和朋友喝了点儿酒，导致病情恶化；甚至可能因患肝硬化后吃了粗糙、坚硬的食物，导致上消化道大出血而一命呜呼。

　　这些不正确的用药及饮食等严重影响了广大肝胆疾病患者的治疗效果，有的患者由于自己的一次错误用药，而悔恨终身，甚至失去了宝贵的生命。这绝不是"危言耸听"。肝胆疾病自我保健至关重要，但是临床上仍有一些患者不听劝诫或将之遗忘，导致病情加重，甚至悲剧发生。

在临床上，正确的诊疗和治疗对疾病的康复固然重要，然而如何消除疾病的诱发因素同样值得人们注意。通过大量临床病例观察可见：肝胆疾病患者的病情自然发展严重的相对少见，往往都是由于患者的一些不良习惯或情志因素而导致病情恶化。因此，除了让肝胆疾病患者接受规范化、正确治疗之外，让他们了解一些肝胆疾病的禁忌知识，包括饮食、药物及情志等，懂得治疗、禁忌同健康的关系，是至关重要的。

目前有关疾病禁忌的书籍也是"百花齐放"，深受广大读者的喜爱，但是有关"肝胆疾病临证诊疗与禁忌"的专门论述却是寥若晨星。笔者历经数年，参考了大量的书籍及文献，将零散的肝胆疾病临证诊疗与禁忌知识与自己多年来的临床实践结合，加工整理，形成本书，较为系统地将肝胆疾病临证诊疗与禁忌知识展现在读者面前，力求融古通今、中西会通、通俗实用，以飨读者。《肝胆疾病临证诊疗与禁忌》的刊行，对规范临床用药、指导肝胆疾病患者养生保健将有所裨益。

笔者真诚地希望此书能得到广大读者的喜爱，同时希望广大肝胆疾病患者能早日康复，亦希望每个人都能拥有一个健康的身体！

因水平有限，书中难免错漏，望读者及同道不吝指正。

2019 年 6 月于长春

目录

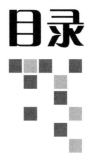

第一部分 总论

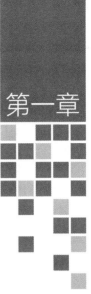

第一章

肝胆疾病临证诊疗
与禁忌概述

　　人们患了肝胆病以后，在日常生活、饮食和用药等方面，都要注意哪些问题？哪些药物不利于肝胆病患者的治疗，甚至会加重病情？哪些食物不利于肝胆病患者所服药物作用的发挥，甚至会降低其药效或发生毒副作用及不良事件？这些都是医护人员和广大病人及家属非常关注的问题。

　　如果能在肝胆病诊疗过程中，或在肝胆病的恢复期，或在肝胆病病情稳定时，注意药物和食物等因素对肝胆病发生、发展规律的影响，对提高、巩固疗效，促进肝胆病康复，预防肝胆病复发，未病先防，既病防变，减少并发症，都有极其重要的意义。

　　肝胆疾病临证诊疗禁忌包括药物禁忌、食物疗禁忌及其他禁忌等，既是一种科学知识，同时又是一种医学文化。中国有句古话叫"民以食为天"，人们为了生存就必须摄取食物。在古代，人们通过长期的生活实践，发现某些动物和植物既可以作为食物来充饥，又可以对某些疾病起到治疗作用，因此，人们又把某些食物当作药物来使用，后来就有了"药食同源"之说。在我国古代的某些书中，提到的最早的疾病是消化不良，最早的治病药物是开水，这是最朴素、最基本的食疗了。传说在商代的时候，中华美食文化的鼻祖伊尹善于烹调，他烧制汤液，所用的姜、桂等原料，既可以调味，又可以药用；他所调制的食物有时候还可以用来治疗疾病。西周时期，就已经设置了专门管理食疗的医官，那个时候被称为"食医"。

随着医疗实践的不断进步，人们用食物、药物等治病及防病的知识日益丰富，慢慢形成了一个系统的养生理论。疾病临证诊疗禁忌也属于这个范畴，该理论对疾病的治疗和康复有着深远的意义。早在两千多年前的中医经典著作《黄帝内经》中就有关于食疗内容的记载。该书一共记载了治疗方剂 13 首，其中属于药膳食疗方面的就有 6 首，可见古人对食疗养生非常重视。当代社会关于食疗的书籍不计其数，表明人们越来越意识到养生理论的重要性。

人们常说有病"三分治，七分养""药补不如食补"。人的病不是一天就生成的，很多疾病都是长时间积累产生的。如免疫功能降低、环境污染、不良饮食习惯、不良生活习惯、心理压力等，这些因素首先导致人体产生亚健康症状，如果不及时采取保护措施，则会发展为疾病。因此，在发病之前人们就应该积极采取适宜的养生方式，保持良好的健康状态，这时养生显得尤为重要。但是，我们不光要知道应该吃什么、做什么、想什么，更重要的是知道不该吃哪些东西、不该做哪些事情、不该胡思乱想，以免加重病情。

比如慢性乙型肝炎，从病情上可分为慢性轻度、中度、重度；从病毒活动角度可分为病毒复制期［乙型肝炎病毒脱氧核糖核酸（HBV-DNA）阳性，伴"大三阳"或"小三阳"］和病毒静止期［HBV-DNA 阴性，伴"小三阳"，或乙型肝炎病毒表面抗原（HBsAg）阳性、乙型肝炎病毒核心抗体（HBcAb）阳性，或单纯 HBcAb 阳性等］；从肝脏损害上可分为肝功能正常、异常，以及患者有无自觉症状。

如果患者是"大三阳"，HBV-DNA 阳性，但肝功能正常，超声提示肝脏无异常，或肝脏病理活检无变化，又没有症状，暂时不需要药物治疗，每3个月去医院复查一次即可。但这种状态不是一成不变的，一旦患者的免疫功能被激活，肝胆就可能受到损害，出现肝胆病症状和理化检测异常。这时应酌情予以抗病毒或护肝降酶利胆的药物治疗，但一定要在专科医生的指导下用药。病人应做到"三分治，七分养"。这个"养"，不光要靠休息，还要靠精神养、饮食养，即前面所说的"养生"。

慢性肝病患者，多数"肝火旺"，常发无名火，病前很温和的人也会变得说急就急，按中医讲就是"肝郁气滞"，属于病态。但不能因为是病态，就放任患者随心所欲、借题发挥。这时，一方面可以用中医辨证论治，药物调理，疏肝理气，另一方面就要调理精神了。家属应创造条件让患者保持心态平衡、心情舒畅，给患者营造温馨的疗养环境。另外是饮食营养。饮食调理，总的原则是富含维生素、高蛋白、低脂肪、低淀粉。"三分治，七分养"也是为了减少用药、减轻肝脏负担，食疗与药疗相结合，使乙型肝炎患者的病情得到理想控制。

当代社会，随着科学技术的发展，医学也取得了前所未有的进步，形形色色的药品、保健品应运而生。随着生活质量的提高，人们每年都在大量地服用药物或所谓的保健品。人们心中往往都有一种"忌攻喜补"的思想，都喜欢服用一些滋补的药物或食物。中国有句古话叫"是药三分毒"，可以说中药大多数源自天然的动植物和纯中药制剂，比化学药品的药性平和、安全得多，但也不能任意服用，乱投药石，以免产生不良反应。

有的人说："补药无害，多多益善，有病治病，无病强身。"这是误解，如人参、党参、黄芪等滋补药，如果滥用乱服同样可以导致不良反应，甚则后果严重。曾经见过一位乙型肝炎肝硬化患者，中医辨证为"肝胆湿热"。本来他的病情已经非常稳定，可是他听同事说吃人参可以大补身体，就服用了一段时间的东北人参，结果导致腹部胀满疼痛，甚至呕血，经诊断为"急性上消化道出血、乙型肝炎肝硬化腹水"，不久便离开了人世。可见，补药也不能随便服用，若随便服用，轻则加重病情，重则危及生命。

总之，让大家了解肝胆疾病的临证诊疗禁忌，有助于疾病的治疗和康复。如果说食物是补充后天之本的"源"，药物治疗是防病、治病、强身健体的手段，那么了解疾病的临证诊疗禁忌就是保证药物和食物的作用得到正常发挥的重要条件。尽管其机制和原理已经逐渐被人们所认知，但是仍然不够完善，我们应该更加深入地探讨和研究，使其为广大患者所认识和应用。

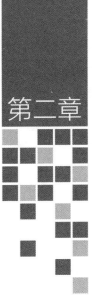

第二章

肝胆疾病临证诊疗
与禁忌总论

一、药物禁忌

目前患肝胆疾病的人很多，有些病人虽经多年的治疗，却迁延不愈，使家庭和工作受到很大影响。肝胆疾病长期不愈的原因是复杂的，这与肝胆疾病的种类、性质，发病后的休息、营养和治疗是否妥当，以及精神状态等都有关系，其中一个重要原因是滥用药物。

肝脏是人体极其重要的器官之一，体内绝大多数的代谢产物及外来毒物（包括药物）都要经过肝脏解毒。它一方面将有毒的物质变为无毒的物质排出体外，另一方面将某些物质变为机体所需物质而被吸收利用。但是，当肝脏发生病变（如各型肝炎、肝硬化或肝癌）时，因其解毒功能降低而影响对某些药物毒性的解除，从而使肝脏的正常结构受到破坏或损害，激发中毒性肝病或加重肝硬化发展的进程，使肝病经久不愈。

药物对肝脏的损害方式各有不同，有的药物对肝细胞有直接毒性作用，破坏肝细胞的整体结构；有的药物最初只干扰肝细胞的某一代谢过程，而后才间接地促进肝细胞的脂肪变性或细胞坏死；

有的药物作为抗原，在体内和肝脏内通过抗原、抗体反应破坏肝细胞。所以，肝胆疾病患者应慎用下列对肝脏有毒性的药物。

1. 西药

（1）抗生素类。

磷霉素钠、氯霉素、四环素、土霉素、红霉素、洁霉素、麦迪霉素、对氨基水杨酸、异烟肼、利福平、吡嗪酰胺及磺胺类药物。

（2）抗肿瘤药。

丝裂霉素、更生霉素、光辉霉素、氮芥类、甲氨蝶呤、巯嘌呤(6-MP)、门冬酰胺酶、农吉利碱等。

（3）抗寄生虫药。

氯喹、硝硫氰胺等。

（4）中枢抑制药及抗痛风药。

氯仿、三氯乙烯、氟烷、苯巴比妥、水合氯醛、氯丙嗪、苯妥英钠、扑热息痛（对乙酰氨基酚、醋氨酚）、保泰松、消炎痛、辛可芬、秋水仙碱。

（5）抗抑郁药。

异丙肼、丙咪嗪、阿米替林、苯乙肼、闷可乐。

（6）激素类及有关药物。

甲基睾丸酮、苯丙酸诺龙、己烯雌酚、硫氧嘧啶、他巴唑、氨苯磺丁脲、氯磺丙脲。

（7）其他。

甲基多巴、安妥明、利尿酸、硫唑嘌呤、大剂量烟酸、金属类药物(如砷剂、铋剂、锑剂等)。

2. 中药

克银丸、复方青黛丸的主要作用是治疗银屑病，这些中成药治疗剂量可致皮肤瘙痒、尿液发黄、皮肤巩膜黄染、转氨酶升高等药物性肝损害。

雷公藤是治疗肾病的常用药，雷公藤片或雷公藤多甙片可致转氨酶升高及肝肿大。抗癫痫药物苯妥英钠、卡马西平与苍耳子和雷公藤合用，有可能加重药物对肝脏的损害。

五倍子、石榴皮这些中药含有水解型鞣质，对肝脏有直接的毒性作用，长期使用可引起脂肪肝，甚至肝硬化。

铅丹、铅粉、密陀僧常用于治疗癫痫、银屑病、精神病等，因含有氧化铅等物质，可致铅中毒，表现为腹痛、肝肿大、黄疸及转氨酶升高等。

黄药子是治疗甲状腺疾病的常用中药，含有薯蓣、皂苷等毒性物质，使用两周后有可能引起黄疸（或无黄疸）型肝炎。

蓖麻子是常用的泻下药，含有蓖麻毒蛋白，易伤害肝脏而致中毒性肝炎。

千里光、农吉利因含有吡咯里西啶类生物碱而具有迟发性肝毒作用，长期使用可导致肝静脉闭塞，出现黄疸和腹水。

蒲黄、山慈菇，如长期服用可致肝功能受损。

土荆芥、石菖蒲、八角茴香、蜂头茶、千里光，这些中草药中含有黄樟醚、淮木通、硝石等硝基化合物，如使用不当，不但损害肝脏，还有诱发肝癌的可能。

二、饮食禁忌

临床上经常有肝胆疾病患者咨询饮食方面的问题，可以吃什么，不可以吃什么。其实肝胆疾病患者的饮食能够做到高蛋白、高热量、高维生素，综合营养、合理搭配即可，如无特殊情况，并没有太多的特殊要求。目前认为，在保证营养均衡的前提下应尽量减少不必要的额外食品，使饮食个体化，保持旺盛的食欲，理智地把每日的饮食热量控制在合理的范围内，并且根据自己的食量，每餐吃到八分饱为宜，尽量做到"五宜"和"五忌"。

1. 五宜

（1）宜清淡饮食。

炒菜应清淡，少放油，少食生冷、油腻食品。如蔬菜、水果、豆类制品、鱼类、玉米等清淡食物，含有大量的维生素 A、维生素 B 族、维生素 C、维生素 E 以及纤维素等，有较好的抗氧化功能，能增强肝细胞的代谢能力，且易于消化吸收。

（2）宜食含丰富蛋白质的食品。

蛋白质是维持生命活动最重要的营养物质，能提供人体所需的各种氨基酸。肉、蛋、奶、鱼、豆制品等含优质蛋白质的食品，在每日的膳食中应轮换供应。正常人维持日常活动每日所需蛋白质约 70 克，肝胆疾病患者为促使肝细胞再生和修复每日所需蛋白质为每千克体重 1～1.5 克，蛋白质摄入过少会引起营养不良。肝胆疾病患者补充蛋白质时应注意以下三点：动、植物蛋白质要各半搭配；每日吃的分量应大致相同；重症肝炎或肝硬化有肝性脑病趋势的患者，应少食甚至禁食蛋白质。

（3）宜补充与肝功能有关的微量元素及维生素。

适当补充含矿物质及维生素丰富的食物，如海藻、香菇、芝麻、核桃、大枣等。

（4）宜进食细软、易消化食物，尤其是肝硬化发生食管胃底静脉曲张的患者。

（5）宜少食多餐，可在三餐之外增加两餐点心。

2. 五忌

（1）忌吸烟、饮酒。

吸烟会影响肝脏的脂质代谢。有调查显示：肝癌死者中，吸烟者的死亡率是不吸烟者的 1.6～1.7 倍。可见，与其他癌症一样，吸烟对肝癌的发生也有严重影响。众所周知，饮酒伤肝，现在还没有任何药物或食物能防止酒精对肝脏的损害，特别是空腹饮酒时，酒精很快被吸收入血，不仅会对肝脏造成损害，对全身亦有不良影响。尤其是对慢性肝病患者来说，饮酒无异于在饮毒药。饮酒后有80%的乙醇会被迅速吸收入血，其中90%～95%在肝内代谢，饮酒过多容易导致营养不良、机体免疫功能降低。另外，无论快速或慢速、大量或少量摄入酒精，都会增加肝脏的耗氧能力，出现缺氧性坏死。所以，有肝脏疾病者，最好的选择就是不吸烟、不饮酒。

（2）忌进食过多甜食和辛辣、刺激性食品。

吃糖或甜食过多会使体内丙酮酸和乳酸等糖类代谢产物增多，需要肝脏付出更多的劳动来清除这些有害物质，容易导致肝脏"操劳过度"，同时也使肝脏"顾此失彼"，影响其对其他营养成分的吸收，造成食欲减退和营养不良。

（3）忌盲目进补。

肝胆疾病患者不宜过度服用补药，正常饮食即可提供足够的营养；也不要盲目服用保肝药物，以免加重肝脏负担，不利于康复。

（4）忌吃含纤维较多、产气多的食物。

如芹菜、韭菜、黄豆芽、红薯、干豆类等。

（5）有腹水者，忌摄入过多的食盐。

因为盐可以增加钠水潴留，加重水肿。

肝胆疾病患者的饮食并无特殊，足够的热量、适量的蛋白质、丰富而全面的维生素、适量的纤维素即可。在饮食上有太多的临证诊疗禁忌容易导致营养失调，过多地依赖中药补药而忽视正常饮食则是舍本逐末之举。

最后再介绍几种对肝胆疾病患者有益的食物，以备选用：香蕉、苹果、葡萄、白菜、空心菜、荠菜、甘蓝(即圆白菜、卷心菜)、蘑菇、木耳、海藻、百合、胡萝卜、西红柿、冬瓜、黄瓜、薏苡仁、大豆、莴苣等。

三、日常生活禁忌

人都有七情六欲，在不同的外界环境刺激下，会产生各种不同的反应，这属于正常现象。但情志不畅也可以导致疾病。中医学认为，过度喜悦伤及于心，思虑过度伤及脾胃，恼怒刚烈伤肝胆，使人两胁胀痛、口苦等。现代医学认为，当人情绪低落时，人体的免疫功能就下降，易使人得病；而暴怒会使人处于不平静状态，使肾上腺素分泌异常而损害机体的主要器官之一——肝脏，从而导致疾病加重。

对于肝胆疾病患者，由于至今还没有特效的治疗药物，因此患者往往思想负担过重，害怕转化为慢性肝炎，甚至肝硬化、肝癌。由于患者情绪低落，影响了脾胃的运化功能，进一步加重内脏的失调，不利于疾病的治疗。因此，肝胆疾病患者首先要对自己的疾病有一个正确的认识，要事事看得开，保持乐观的精神状态，积极配合治疗，这样才能快速康复。

易"怒"是肝胆疾病患者的大忌，"怒"对肝胆疾病的转归及痊愈有不良影响，甚至会雪上加霜。所以，作为肝胆疾病患者应以"制怒"为要，患者家属和护理者应积极帮助患者调节和稳定情绪。

生理研究表明，人在发怒时会产生一系列生理变化，如心跳加快、胆汁增多、呼吸急促、脸色改变，甚至全身发抖。可见，"怒"是一种不良的精神状态。

中医学认为"怒伤肝""怒则气上"，是指过度愤怒影响肝的疏泄功能，导致肝气上逆，血随气逆并走于上。临床上常见气逆的症状有：头胀头痛、面红目赤、呕血，甚至晕厥猝倒。

愤怒的时候控制与回避显得尤为重要。控制与回避即依靠主体的意识控制，主要是患者用自己的修养缓解和降低愤怒情绪。

首先，遇到容易引起愤怒的事情时，心中牢记"凡事包涵，凡事忍让"，默念"不要发火，息怒，息怒"；其次，如果自我压制不住愤怒情绪，就要尽量不介入易引起愤怒的环境，"眼不见，心不烦"；再次，一旦进入发怒现场，应考虑"退一步海阔天空"，尽快回避矛盾，离开发怒环境。

患者可以采用强制转移法。在受到令人发怒的刺激时，大脑会产生强烈的兴奋灶，这时如果有意识地在大脑皮层建立另外一个兴奋灶，用以抵消或削弱发怒的兴奋灶，就可能使怒气平息。比如在盛怒之下，看孩子天真可爱的表演和文艺节目，尤其是小品、相声等。曾经有一位80岁的男性肝病患者，住院期间因饮食不合胃口，老人与家人产生对立情绪而闷闷不乐，整天闭着嘴不说话。护士了解到老人曾经参加抗日战争并立过战功，就边治疗边寻找话题，打开了他对战争年代的回忆闸门，成功地转移了他的不良情绪，使老人从一言不发的不良状态进入滔滔不绝的兴奋愉悦佳境，运用不良情绪的转移有效配合了治疗。

那么怒从何来呢？究其根源，是人们有的时候虚荣心强、心胸狭窄、感情脆弱、盛气凌人等所致。对此，可以用疏导的方法将烦恼与怒气引导到积极健康的追求上来。护理者可以给患者讲一讲保持良好的心态和情绪对治疗的积极意义，列举一些以健康情绪积极配合治疗、实现提早康复的病例，以树立患者的治疗信心和对早日康复的追求；也可以侧面给患者渗透一些如佛家关于慈善、宽怀、忍让的境界，以及儒家"仁者爱人"的伦理道德观念，劝导患者保持乐观情绪。总之，方法因人、因事而异，患者自身的积极努力、护理者研究和运用适应患者特点的心理疗法，对帮助肝胆疾病患者康复意义重大。

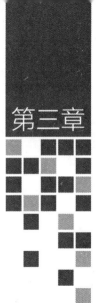

第三章

■ 肝胆的生理功能

一、肝脏的生理功能

　　肝脏是消化系统最重要的脏器之一，是体内代谢的主要器官、各种物质代谢的中心，有合成、贮存、分解、排泄、解毒和分泌等多种功能。各种营养素在小肠被吸收后，由血液运送到肝脏发生生化反应，变成可利用物质，提供机体活动所需要的能量。肝脏代谢作用主要有以下几个方面。

　　1.肝脏与糖类代谢

　　肝脏是维持糖类贮存及适当分布的中心部位。肝脏通过4个主要途径来维持糖类代谢的平衡，即糖原贮存、糖原异生合成葡萄糖、糖原分解成为葡萄糖和糖类转化为脂肪。维持血糖的恒定，是肝脏在糖类代谢中的主要作用。肝脏病变后，肝内糖原的合成、贮存、释放都会发生障碍，使血糖不稳定，不仅使机体利用糖原发生故障，而且容易出现低血糖的症状。

　　（1）合成糖原。

　　摄取血液中的葡萄糖和其他单糖及糖类分解的产物，如乳酸等合成糖原。这种肝糖原生成作用是发生在糖类食物消化吸收以后，或是体内乳酸增加时，可暂时积蓄多余的糖类，避免血液中葡萄糖和乳酸过多，维持人体血糖的正常浓度。

（2）糖原异生。

肝脏能利用蛋白质和脂肪的分解产物，即某些氨基酸，如甘氨酸、丙氨酸、谷氨酸、天门冬氨酸、甘油及某些脂肪酸合成肝糖原。

（3）调节血糖。

当血液中的糖含量减少时，肝脏可把肝糖原再分解成葡萄糖，释放入血，供给组织。在肝脏受损情况下，常常发生糖代谢失常。

①低血糖。

因为肝脏出现问题时，合成肝糖原的能力降低，肝糖原贮存量减少，患者进食后虽然可以出现一过性的高血糖，但由于不能合成肝糖原，所以患者饥饿或进食减少时，血糖浓度便下降。此时患者感到饥饿，并伴有四肢无力、心慌、多汗，甚至晕厥等症状。

②乳酸堆积。

当肝脏受到损害时，乳酸不能及时转变为肝糖原或葡萄糖，结果堆积在体内，容易产生乳酸性酸中毒症状。患者会产生肢体酸痛，特别是在活动以后，或肝功能出现波动时，症状明显加重，严重时可产生酸中毒。

2. 肝脏与脂肪代谢

肝脏为三酰甘油（甘油三酯）、磷脂及胆固醇代谢的场所。肝脏所分泌的胆汁酸盐，可促进脂肪的乳化、吸收，并活化脂肪酶。患肝脏疾病时，肝内分泌胆汁的功能受到影响，没有足够的胆汁流入肠腔，使肠道对脂肪的消化、吸收发生困难，随之而出现对脂溶性维生素吸收减少，导致机体因缺乏这些维生素而患某些疾病。

（1）对脂肪酸有减饱和作用。

使脂肪酸的氢原子数减少，使饱和脂肪酸变为不饱和脂肪酸，有利于脂肪进一步分解和转化。

（2）肝脏类脂代谢很活跃。

肝脏将摄入的各种脂肪转变成血浆中的磷脂、胆固醇、胆固醇酯与脂蛋白，使脂肪离开肝脏，在血液中运输方便，并容易被组织吸收利用。

（3）肝脏能氧化脂肪酸，产生酮体。

在肝脏中生成的酮体被运至其他组织，特别是肌肉，氧化产生能量。在代谢正常时，酮体量不多，可以完全氧化；当糖类代谢发生障碍时，机体能量主要靠脂肪供给，这时酮体产生过多，血酮体浓度增加，出现酮尿，表示所动用脂肪超过肝脏的处理能力。

（4）将多余的胆固醇分解，变成制造胆汁的主要成分。

（5）肝脏将糖和蛋白质代谢的中间产物转化为脂肪，形成体脂在体内贮存。

当肝脏有病时，肝功能不好或合成磷脂的原料，如胆碱、甲硫氨酸、叶酸及维生素 B_{12} 等不足，会影响脂蛋白形成，使脂肪不易运出；或由于摄入的脂肪过多，聚积在肝细胞中，形成脂肪肝，因而使肝细胞受到损害，肝功能受损，结缔组织增生，引起肝硬化。

3. 肝脏与蛋白质代谢

（1）蛋白质合成。

肝脏是合成蛋白质的主要场所。食物中的蛋白质，在胃肠经各种蛋白酶的作用分解成氨基酸。大部分氨基酸从门静脉输送到肝脏，有 80% 能在肝脏中合成蛋白质，如每天能合成白蛋白12 ~ 18 克。当肝脏受损时，便可影响血浆蛋白质的浓度，特别是白蛋白含量降低，即出现白球蛋白比值（白蛋白与球蛋白的比值）倒置的现象。

（2）氨基酸代谢。

肝脏氨基酸代谢很旺盛，代谢过程中会产生对人体有害的氨，在肝脏合成尿素使氨分解。当肝功能衰竭时，尿素合成减少，血氨含量升高，可引起肝性脑病。

（3）凝血因子合成。

血浆凝血酶原仅在肝脏合成，与纤维蛋白原都是血凝过程中必需的物质。当肝功能不良时，凝血酶原及纤维蛋白原的合成均会减少，凝血时间延长，严重者有出血现象。

（4）胆红素代谢。

肝脏在胆红素代谢中起重要作用，它将血液运来的间接胆红素转化成直接胆红素，以胆汁的形式排入肠内。在肠吸收的粪胆素原、尿胆素原由肝脏重新排泄入肠，使血浆中的胆红素、尿胆素等维持在正常水平。当肝脏发生病变时，转化、排泄胆红素的能力降低，血浆中胆红素浓度增加，形成黄疸。

4.肝脏与维生素代谢

肝脏不但能贮存维生素，而且直接参与代谢过程。

（1）脂溶性维生素吸收。

肝脏分泌胆盐，促进脂溶性维生素的吸收。

（2）胡萝卜素代谢。

肝脏含有胡萝卜素酶，胡萝卜素酶能使胡萝卜素转变为维生素 A，人体约有 95% 的维生素 A 贮存于肝内。

（3）维生素代谢。

许多 B 族维生素在肝内形成辅酶，参与各种物质代谢，如维生素构成脱羧酶的辅酶，参与糖类代谢；维生素 C 可以促进肝糖原形成，缺乏时可产生肝脂肪变性；增加体内维生素 C 的浓度，可保护肝内酶系统，增加肝细胞抵抗力，促进肝细胞再生。

5.肝脏与激素代谢

肝脏能将许多激素分解，使其失去活性，叫作激素"灭活"。肝病患者不能有效地灭活雌激素，使其在肝内积蓄，可引起性征的改变，如男性乳房发育；雌激素还有扩张小动脉的作用，肝病患者手掌可出现红斑，俗称"肝掌"，或因局部小血管扩张扭曲而形成蜘蛛痣；如醛固酮和糖皮质激素灭活障碍，使得水和钠在体内潴留，引起水肿。

6.肝脏的解毒功能

肝脏是人体主要的解毒器官，不论是外来的，或是自身代谢产生的有毒物质，都要经过肝脏处理，使毒物成为无毒或溶解度较大的物质，最后随胆汁或尿液排出体外。肝脏的解毒作用主要以氧化和结合两种方式进行。氧化作用如大肠内食物残渣的腐败产物腐胺进入肝内，首先被氧化成醛和氨，醛被氧化成酸，最后酸被氧化为二氧化碳和水。结合作用如肝脏利用葡萄糖合成葡萄糖醛酸，葡萄糖醛酸能结合芳香酸类，去掉毒性。蛋白质在肝脏代谢，使产生的硫酸盐与大肠腐败作用产生的酚类和吲哚类化合物结合，以降低毒性损害作用。

7.肝脏的排泄作用

肝细胞不断清除体内的代谢产物，通常先由肝脏保存，以防止向全身扩散，然后再缓慢地随胆汁排入肠腔。

二、胆囊的生理功能

胆囊在人体中是一个重要的消化器官，不仅有储存、浓缩、排泄（收缩）功能，还有调节肝内外胆道压力、重要的分泌和免疫作用。

1.胆囊的储存胆汁功能

一个饥饿的人（非消化期间），胆汁储存在胆囊内，当消化需要的时候，再由胆囊排出，所以胆囊被称为"胆汁仓库"。同时又起到缓冲胆道压力的作用。肝脏每日分泌800～1 000毫升胆汁，大部分经胆囊浓缩后储存在胆囊内。

2. 胆囊的浓缩胆汁功能

金黄色碱性肝胆汁中的大部分水和电解质，由胆囊黏膜吸收返回到血液，留下胆汁中有效成分储存在胆囊内，变成棕黄色或墨绿色呈弱酸性的胆囊胆汁。

3. 胆囊的排泄胆汁功能

胆汁排出受体液因素和神经系统的调节，进食 3~5 分钟后，胆囊收缩含量增加，胆囊收缩素有收缩胆囊和舒张胆总管下端及奥迪括约肌的作用，胆囊收缩后可产生 2.94 千帕的内压，促使胆汁排至十二指肠，以助脂肪的消化和吸收。在排出胆汁同时，也将胆道内的细菌与胆汁一起排出体外。一般讲，进食脂肪半小时，胆囊即可排空。但胆囊炎或奥迪括约肌功能失调时，胆汁排出出现障碍，胆汁淤滞，固体成分沉淀，成为息肉或结石的成因之一。

4. 胆囊的分泌功能

胆囊黏膜每小时分泌约 20 毫升黏液性物质，主要是黏蛋白，可保护和润滑胆囊黏膜免受胆汁的溶解，并使胆汁容易通过胆囊管。胆囊管梗阻，胆汁中胆红素被吸收，胆囊黏膜分泌黏液增加，胆囊内积存的液体呈无色透明，称"白胆汁"。积存"白胆汁"的胆囊称胆囊积水。当胆囊存在炎性和梗阻时，胆囊还可以分泌钙。

5. 胆囊在调节胆管内压力方面的作用

胆囊的另一重要功能是调节胆管内压力平衡作用，当肝内每天制造 800 ~ 1 000 毫升的胆汁持续不断地排入胆囊和肝外胆道，并维持一定的压力，此时胆囊调节是一个重要因素。在肝内外胆管压力增高时胆囊可以容纳和浓缩较多的胆汁，维持胆道内正常压力平衡。当胆囊被切除后，调节压力平衡作用消失，然而肝脏分泌出的胆汁不会减少，反而全部胆汁每日必须经奥迪括约肌开口排入十二指肠腔内，此时方感到开口狭窄，排泄不畅。日久天长就必然发生胆总管代偿性扩张病变。扩张的胆总管常使鸟嘴状的末端变为顿圆形状，此时急于要排出的胆汁流向变成涡流，呈漩涡状，后者是形成胆石的重要因素——涡流学说。此种现象极易形成胆总管结石。临床也证明了这一点。医生在接待急性梗阻性黄疸病人时常常见到有胆囊切除的病史。北京大学第一医院795例胆总管结石病例中，切除胆囊病例组明显高于未切除胆囊组(425∶370)，具有显著差异（$P < 0.05$）。因此，胆囊切除后常使胆总管发生代偿性扩张和胆总管结石发病率增高。同样，由于胆囊具有调节胆道内部压力的重要作用，失去胆囊器官的病人，胆道内压力失去平衡，压力增大，奥迪括约肌失去了胆囊的有规律的压力调节，发生调节紊乱，形成了胆囊切除术后综合征。

6. 胆囊具有重要的免疫功能

胆囊不仅具有贮存、浓缩和收缩功能，而且还有分泌和免疫功能。胆囊每天可分泌20毫升白色液体，据科学实验，此种液体乃由胆囊黏膜固有层分泌的免疫球蛋白(IgA)，而且胆囊内 IgA 的浓度远远高于血液，具有保护肠道黏膜不受 (次级胆酸等) 侵犯的作用。胆囊黏膜具有分泌 IgA 抗体的功能，胆囊成为肠道免疫球蛋白的主要供给来源，因而是具有保护性抗体的主要器官，这对于胆道系统的免疫防御具有重要意义。

第二部分

常见肝胆疾病

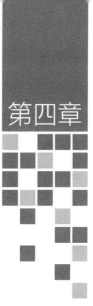

第四章

■ 病毒性肝炎

|案例|

　　老王是某厂的一名工人，有乙型肝炎病史20余年，病情一直稳定。两天前他感觉头痛、咽痛，发热，体温达38℃，于是就在自家附近的诊所静点阿奇霉素。昨日他发现眼睛开始发黄，尿色深黄，意识到问题的严重性，感到很害怕，遂至某医院就诊。

　　在医生办公室，诊疗医师在问明了老王的病史并做了相关检查后，得到肝功回报——转氨酶、胆红素升高，并告诉他："你既往有20余年乙型肝炎病史，病情一直很平稳，但是由于你近日治疗感冒用了阿奇霉素，药物中毒导致了乙型肝炎病情加重，同时通过免疫反应攻击了肝脏，即'肝病合并药物性肝损伤'。发病的原因就是，在有乙型肝炎基础疾病的同时应用了肝病患者忌用的药物。"

　　"阿奇霉素引起的？"老王有些不相信，"感冒了，打了两个点滴怎么会引起这么严重的后果呢？"老王百思不得其解。

　　相信有很多像老王那样的患者，由于自己不良的生活习惯或乱用药物，导致了疾病的发作，追悔莫及。许多人都知道，过多饮酒可以损害肝脏，导致酒精性肝病，但是却很少有人知道，药物、饮食，甚至维生素摄取过多，都会对肝脏产生有害的影响。那么病毒性肝炎患者应该注意什么呢？首先让我们了解一下什么是病毒性肝炎。

一、什么是病毒性肝炎

　　病毒性肝炎是由肝炎病毒引起的一种常见传染病，主要包括甲型肝炎、乙型肝炎、丙型肝炎、戊型肝炎、丁型肝炎，另外一种为庚型病毒性肝炎较少见。病毒性肝炎具有传染性较强、传播途径复杂、流行面广泛、发病率较高等特点，其中乙型肝炎、丙型肝炎、丁型肝炎主要是通过血液传播，甲型肝炎和戊型肝炎主要是通过粪口途径传播，庚肝可通过输血传播。

　　1. 流行病学

　　（1）传染源。

　　甲型肝炎的主要传染源是急性患者和隐性患者。病毒主要通过粪便排出体外，自发病前 2 周至发病后 2 ～ 4 周内的粪便具有传染性，以发病前 5 天至发病后 1 周最强，潜伏后期及发病早期的血液中亦存在病毒，唾液、胆汁及十二指肠液亦有传染性。

　　乙型肝炎的传染源是急、慢性患者和病毒携带者。病毒存在于患者的血液及各种体液（汗液、唾液、泪液、乳汁、羊水、阴道分泌物、精液等）中。急性患者自发病前 2 ～ 3 个月即开始具有传染性，并持续于整个急性期。乙型肝炎表面抗原呈阳性的慢性患者和无症状携带者中，凡伴有乙型肝炎病毒 e 抗原（HBeAg）阳性，或 DNA 聚合酶活性升高，或血清中 HBV-DNA 呈阳性者，均具有传染性。

丙型肝炎的传染源是急、慢性患者。病毒存在于患者的血液和体液中。

丁型肝炎的传染源是急、慢性患者和病毒携带者。HBsAg 携带者是丁型肝炎病毒（HDV）的保毒宿主和主要传染源，也就是说，只有感染了乙型肝炎病毒的患者才能感染上丁型肝炎病毒。

戊型肝炎的传染源是急性和亚临床型患者。病毒以潜伏末期和发病初期粪便的传染性最高。

（2）传播途径。

甲型肝炎主要经粪口途径传播。粪便中排出的病毒通过污染的手、水、苍蝇和食物等经口感染，以日常生活接触为主要方式，通常引起散发性发病，如水源被污染或生食受到污染的水产品（贝类动物），可导致局部地区暴发流行。通过注射或输血传播的机会很少。

乙型肝炎的传播途径包括：输血和血制品、使用污染的注射器或针刺等；母婴垂直传播（主要通过分娩时吸入羊水、产道血液、哺乳及密切接触，通过胎盘感染者约占 5%)；生活上的密切接触；性接触传播。乙型肝炎病毒不经呼吸道和消化道传播，因此日常学习、工作和生活中无血液的接触不会传染乙型肝炎。

丙型肝炎的传播途径与乙型肝炎相同，而以输血、血制品传播为主，且母婴传播不如乙型肝炎多见。接吻、拥抱、喷嚏、共用餐具等无血液暴露的接触不会传播丙型肝炎。

丁型肝炎的传播途径与乙型肝炎相同。

戊型肝炎通过粪口途径传播，水源或食物被污染可引起暴发流行，也可经日常生活接触传播。

（3）人群易感性。

人类对各型肝炎普遍易感，各年龄段均可发病。

感染甲型肝炎后机体可产生较稳固的免疫力。在本病的高发地区，成年人血液中普遍存在甲型肝炎抗体，发病者以儿童居多。

对于乙型肝炎，在高发地区，新感染者及急性发病者主要为儿童；在低发地区，由于易感者较多，可发生流行或暴发。成人患者则多为慢性迁延型及慢性活动型肝炎。

丙型肝炎的发病以成人多见，常与药瘾注射、血液透析、输血及血制品等有关。

丁型肝炎的易感者为乙型肝炎表面抗原阳性的急、慢性肝炎患者及无症状携带者。

戊型肝炎，各年龄段普遍易感，感染后具有一定的免疫力。

各型肝炎之间无交叉免疫，可重叠感染或先后感染。

（4）流行特征期。

病毒性肝炎的分布遍及全世界，但在不同地区各型肝炎的感染率有较大差别。我国属于甲型及乙型肝炎的高发地区，但各地区人群感染率差别较大。

甲型肝炎全年均可发病，以秋、冬季为发病高峰，通常为散发；发病年龄多在14岁以下，在托幼机构、小学及部队中发病率较高，且可发生大的流行；如水源被污染或生吃被污染水中养殖的贝壳类动物食品，可在人群中引起暴发流行。

乙型肝炎见于世界各地，人群中 HBsAg 携带率以西欧、北美及大洋洲最低（0.5% 以下），亚洲与非洲最高（6% ~ 10%），东南亚地区达 10% ~ 20%。我国人群 HBsAg 携带率约为 10%，其中北方各省较低，西南各省较高，农村高于城市。乙型肝炎的发病无明显季节性；发病年龄在低发区主要为成人，在高发区主要为儿童，而成人患者多为慢性肝炎；一般散发，但常见家庭集聚现象。

丙型肝炎见于世界各地，主要为散发，多见于成人，尤以输血与血制品者、药瘾者、血液透析者、肾移植者、同性恋者等居多；发病无明显季节性，易转为慢性。

丁型肝炎在世界各地均有发现，但主要聚集于意大利南部，在我国各省市亦存在。

戊型肝炎的发病与饮水习惯及粪便管理有关，常以水媒流行形式出现，多发生于雨季或洪水泛滥之后。由水源一次污染者流行期较短（约持续数周）；如水源长期遭到污染，或通过污染环境或直接接触传播，则持续时间较长。发病者以青壮年为多，儿童多为亚临床型。

2. 临床表现

各型肝炎的潜伏期长短不一。甲型肝炎为 2 ~ 6 周（平均为 1 个月），乙型肝炎为 6 周 ~ 6 个月（一般约为 3 个月），丙型肝炎为 5 ~ 12 周（平均为 7 ~ 8 周）。

（1）急性肝炎。

①急性黄疸型肝炎：病程可分为 3 个阶段。

黄疸前期：多以发热起病，伴全身乏力、食欲不振、厌油腻、恶心甚或呕吐，常有上腹部不适、腹胀、便秘或腹泻等症状，少数病例可出现上呼吸道感染或皮疹、关节痛等症状。尿色逐渐加深，至本期末尿色呈红茶样。肝脏可轻度肿大，伴有触痛及叩击痛。化验结果：尿胆红素及尿胆原阳性，谷丙转氨酶（又名丙氨酸氨基转移酶，简称 ALT）明显升高。本期一般持续 3 ~ 7 天。

黄疸期：尿色加深，巩膜及皮肤出现黄染，且逐日加深，多于数日至 2 周内达到高峰，然后逐渐下降。在黄疸出现后发热症状很快消退，胃肠道症状及全身乏力则见加重，但至黄疸即将减轻前即迅速改善。在黄疸明显时可出现皮肤瘙痒、大便颜色变浅、心动过缓等。儿童患者黄疸较轻，且持续时间较短。本期肝肿大达肋缘下 1 ~ 3 厘米，有明显触痛及叩击痛，且部分病例有轻度脾肿大，肝功能改变明显。本期持续约 2 ~ 6 周。

恢复期：黄疸消退，精神及食欲好转。肿大的肝脏逐渐回缩，触痛及叩击痛消失，肝功能恢复正常。本期约持续 1 ~ 2 个月。

②急性无黄疸型肝炎。

起病大多徐缓，临床症状较轻，仅有乏力、食欲不振、恶心、肝区痛和腹胀、便溏等症状，多无发热，亦不出现黄疸。肝脏常肿大伴触痛及叩击痛；少数有脾肿大。肝功能改变，主要是 ALT 升高。不少病例并无明显症状，仅在普查时被发现。多于 3 个月内逐渐恢复。部分乙型及丙型肝炎病例可发展为慢性肝炎。

（2）慢性肝炎。

既往有乙、丙、丁型肝炎或 HBsAg 携带史或急性肝炎病程超过半年，目前仍有肝炎症状、体征及肝功能异常者，可以诊断为慢性肝炎。发病日期不明或虽无肝炎病史，但影像学、腹腔镜或肝活体组织病理检查符合慢性肝炎改变，或根据症状、体征、化验综合分析，也可做出相应诊断。为反映肝功能损害程度，临床可分为：

①轻度：病情较轻，症状不明显或虽有症状、体征，但生化指标仅 1 ～ 2 项轻度异常者。

②中度：症状、体征、实验室检查居于轻度和重度之间者。

③重度：有明显或持续的肝炎症状，如乏力、纳差、腹胀、便溏等。可伴有肝病面容、肝掌、蜘蛛痣或肝脾肿大而排除其他原因且无门静脉高压者。实验室检查血清 ALT 反复或持续升高、白蛋白减低，或 A/G 比例异常、丙种球蛋白明显升高，凡白蛋白 ≤ 32 克每升、胆红素 > 85.5 微摩尔每升、凝血酶原活动度 40% ～ 60% 三项检测有一项达上述程度者，即可诊断为慢性肝炎重度。

（3）肝衰竭。

①急性肝功能衰竭。

急性起病，2 周内出现 Ⅱ 度及以上肝性脑病（按 Ⅳ 度分类法划分），并有以下表现者：极度乏力，并有明显厌食、腹胀、恶心、呕吐等严重消化道症状；短期内黄疸进行性加深；出血倾向明显，凝血酶原活动度（PTA）≤ 40%，且排除其他原因；肝脏进行性缩小。

②亚急性肝功能衰竭。

起病较急，15 日至 26 周出现以下表现者：极度乏力，有明显的消化道症状；黄疸迅速加深，血清总胆红素大于正常值上限 10 倍或每日上升 ≥ 17.1 微摩尔每升；凝血酶原时间明显延长，PTA ≤ 40% 并排除其他原因者。

③慢加急性 (亚急性) 肝功能衰竭。

在慢性肝病基础上，短期内发生急性肝功能失代偿的主要临床表现。

④慢性肝功能衰竭。

在肝硬化基础上，肝功能进行性减退和失代偿。诊断要点为：有腹水或其他门静脉高压表现；可有肝性脑病；血清总胆红素升高，白蛋白明显降低；有凝血功能障碍，PTA ≤ 40%。

（4）淤胆型肝炎。

亦称毛细胆管型肝炎或胆汁淤积型肝炎。起病及临床表现类似急性黄疸型肝炎，但乏力及食欲减退等症状较轻而黄疸重且持久，有皮肤瘙痒等梗阻性黄疸的表现。肝脏肿大，大便色浅，转肽酶、碱性磷酸酶以及 5'- 核苷酸酶等梗阻指标升高，ALT 多为中度升高，尿中胆红素强阳性而尿胆原阴性。

病毒性肝炎相当于中医"黄疸，胁痛，胆胀，肝胃痛"等范畴。病因病机是感受湿热之邪，蓄蒸肝胆。发病初期为肝胆湿热居多，中期为肝郁脾虚，末期为肝肾阴虚。临床上疾病错综复杂，可虚实夹杂，但总的治疗原则为清热利湿、滋阴攻下。具体治疗方法，临证中还要详辨。

3. 预防

（1）管理传染源。

①报告和登记。

对疑似、确诊、住院、出院、死亡的肝炎病例均应分别按病原学进行传染病报告，专册登记和统计。

②隔离和消毒。

急性甲型及戊型肝炎患者自发病日算起隔离 3 周；乙型及丙型肝炎患者隔离至病情稳定后可以出院。各型肝炎患者宜分室住院治疗。

对患者的分泌物、排泄物、血液以及污染的医疗器械与物品均应进行消毒处理。

③对儿童接触者的管理。

对急性甲肝或戊肝患者的儿童接触者应进行医学观察 45 天。

④对 HBsAg 携带者的管理。

HBsAg 携带者不能献血，可照常工作和学习，但要加强随访。应注意个人卫生和经期卫生以及行业卫生，以防其唾液、血液及其他分泌物污染周围环境，感染他人；个人食具、剃须刀等用具、洗漱用品等应与健康人分开。

（2）切断传播途径。

①加强饮食卫生管理，水源保护、环境卫生管理，以及粪便无害化处理，提高个人卫生水平。

②加强对各种医疗器械的消毒处理，注射实行一人一管，或使用一次性注射器，医疗器械实行一人一用一消毒。

加强对血液及血液制品的管理，做好血液制品的 HBsAg 检测工作，对呈阳性者不得出售和使用，非必要时不输血或血液制品。洗漱用品及食具要专用，接触病人后用肥皂和流动水洗手。另外，保护婴儿切断母婴传播是预防重点，对 HBsAg 阳性尤以乙型肝炎 HBeAg 亦呈阳性的产妇所产婴儿，在其出生后须迅即注射乙型肝炎特异免疫球蛋白及（或）乙型肝炎疫苗。

（3）保护易感人群。

①甲型肝炎及市售人血丙种球蛋白和人胎盘血丙种球蛋白对甲型肝炎接触者具有一定程度的保护作用，主要适用于接触甲型肝炎患者的易感儿童。注射剂量为 0.5 千克体重 0.02 ~ 0.05 毫升，

注射时间愈早愈好，不得迟于接触后 7 ~ 14 天。

②乙型肝炎。

乙型肝炎特异免疫球蛋白：主要用于阻断母婴传播，应与乙型肝炎疫苗联合使用；亦可用于意外事故的被动免疫。

乙型肝炎血源疫苗或基因工程乙型肝炎疫苗：主要用于阻断母婴传播和新生儿预防，与乙型肝炎特异免疫球蛋白联合使用可提高保护率；亦可用于高危人群中易感者的预防。前 S2、前 S1 与 S 基因联合的基因工程疫苗亦已研制成功。

妊娠期病毒性肝炎主要包括甲型、乙型、丙型、丁型和戊型，可发生于妊娠期任何时期，以乙型肝炎最为常见，甲型肝炎次之。

甲型、戊型肝炎主要传播途径为粪口感染，多急性起病，病程较短，一般不超过半年，除少数重症肝炎外，预后较好。

乙型、丙型和丁型肝炎主要传播途径为血源感染，既往有输血史、不洁注射器使用史、补牙或拔牙史等。起病可急可缓，临床表现各异，病程长短不一，容易发展为慢性肝炎，甚至肝硬化或肝癌，亦可发展为肝衰竭，总体预后不良。

4. 治疗

中医根据患者症状，依据整体观辨证论治。湿热蕴结，治以清热祛湿，龙胆泻肝汤加减；肝郁气滞，治以疏肝理气，柴胡疏肝散加减；肝郁脾虚，治以疏肝健脾，逍遥散加味；瘀血阻络，治以活血通络，血府逐瘀汤加减；脾肾阳虚，治以温补脾肾，金匮肾气丸加减；肝肾阴虚，治以滋补肝肾，一贯煎加味。

西医治疗参考：乙型肝炎防治指南，丙型肝炎防治指南。

二、临证诊疗禁忌要点

1. 禁忌滥用药物

有些肝病患者虽经多年的休息治疗，却迁延不愈，给家庭和工作带来很大影响。肝病长期不愈的原因是复杂的，与肝病的种类、性质，发病后的休息、营养和治疗是否妥当，以及精神状态等都有关系，但其中一个重要原因是乱吃药。

肝炎用药种类繁多，令人眼花缭乱，患者治病心切，认为用的药物越多效果越好。这个想法是错误的。

病毒性肝炎患者不可滥用药物，因为肝脏是人体重要的代谢器官，许多药物都要在肝脏内分解、转化、解毒，滥用药物必定会加重肝脏的代谢负担。另外，各种中西药物的成分复杂，药物之间的化学作用很可能导致肝脏损害加重。加上长期使用药物也会有一定的毒副作用，最终也会产生诸如脂肪肝、药源性肝纤维化甚至发展为肝硬化的严重情况。病毒性肝炎患者用药的原则是：少而精，以安全有效为准。患者治病应到正规医院，且一定要在专科医生指导下规范用药，对各种广告、"义诊"都应冷静对待。

不同药物对肝脏的损害方式不同，有的药物对肝细胞有直接毒性作用，破坏肝细胞的整体结构；有的药物最初只干扰肝细胞的某一代谢过程，而后才间接促进肝细胞的脂肪变或细胞坏死；有的药物作为抗原，在体内和肝脏内通过抗原、抗体反应而破坏肝细胞。所以，肝病患者应慎用对肝脏有毒性的药物（详见第二章"药物禁忌"部分）。

对有基础肝病的人，若患感冒，在选择西药的时候，一定要详细阅读说明书，对肝脏无损伤的药物方可应用；亦可用中药治疗。若合并细菌感染，可以酌情考虑用青霉素或头孢菌素类对肝脏损伤较小的药物来抗感染，用药时应权衡利弊。此外，一些西药的应用还应该结合医生的临床经验，比如：甘利欣注射液等药物可以引起钠水潴留，高血压、水肿及腹水的患者应该忌用；促肝细胞生长素对结节性肝硬化的患者应慎用；优思弗对有严重心脏病的患者应禁用。

2. 禁忌饮酒

现代社会中各种社交活动都离不开酒，但是病毒性肝炎患者则应该远离这个"交友杀手"。俗话说得好："肝炎喝大酒，就是往死道上走。"酒的主要成分是乙醇，乙醇在肝脏内可以转化为乙醛，它们对肝脏都有直接的损害作用，可使肝细胞发生变性和坏死。

正常人如果饮用少量的酒，由于肝功能正常，通过代谢解毒的作用，一般不会对身体造成损害。有研究表明，正常男性日饮酒量超过 40 克，持续 5 年以上，即可能出现酒精性肝损害；2 周内大量饮酒，每天超过 80 克，也可能导致酒精性肝病。

可想而知，正常人尚且如此，病毒性肝炎患者饮酒无疑是雪上加霜，他们比正常人更容易患上酒精性肝病。因为病毒性肝炎患者本来已有肝损害存在，长期饮酒则会加重肝细胞的脂肪堆积，使肝脏的血液和氧气供应及自身代谢发生障碍，使肝细胞肿胀、炎症浸润及变性坏死，导致更多的肝细胞受到肝炎病毒感染。病毒的大量复制则进一步加重肝细胞的炎症和坏死，使肝细胞对酒精的代谢能力减弱，从而增加了酒精对肝脏的毒性。如此恶性循环，结局无疑是使病毒性肝炎的进程加快，肝硬化、肝癌等危险性增加，后果不堪设想。

相关研究表明，酒精与丙型肝炎病情进展的关系更为密切，不仅能促进丙型肝炎病毒在人体肝细胞中的复制，同时能降低 α-干扰素的抗病毒活性，直接影响干扰素的抗病毒疗效。因此，饮酒也是丙型病毒性肝炎进展的一个非常重要的因素。

急性肝炎潜伏期患者如果大量饮酒，可以突发急性肝功能衰竭；慢性病毒性肝炎患者如果大量饮酒，可以导致慢性肝炎加重，诱发黄疸，甚至出现肝衰竭。

酒，味苦、甘、辛，入心、肝、胃经，有毒。中医认为肝喜滋润，阴常不足，阳常有余，最忌热邪燔灼。肝炎患者本为湿热之体，饮酒则助湿动热。病毒性肝炎患者初期为肝胆湿热，中期为肝郁脾虚，后期为肝肾阴虚，但湿热之邪贯穿疾病的始终。饮酒则助长邪气，加重病毒性肝炎病情，使病毒性肝炎向肝硬化、肝癌的方向发展。

因此，病毒性肝炎患者禁酒、戒酒是无条件的，白酒、啤酒、红酒及药酒等都在禁忌范围之内。有人对长期饮酒者做过研究，每天饮 200 克，10 年可发展成为肝硬化；如酒精和病毒共同作用，对肝脏的损害就更大了。因此，肝炎患者千万不要饮酒。

在肝病疗区住院的病人，大都患有肝硬化和肝癌，约 80% 的患者是肝癌合并肝硬化。仔细问下来，有相当比例的病人有大量饮酒的历史。有人很"自豪"："一天喝两顿，每天喝一斤多。"在这里笔者套用一句广告词："有健康才有未来。"急、慢性肝病患者应该做到滴酒不沾。在美国有 3/4 的成人饮酒，酒精性肝病患者有 200 万人，每年死于酒精性肝硬化者约 2.6 万人；在英国的基层医院，80% 的肝硬化是饮酒所致。据估计，酒精中毒作为肝硬化的病因在欧洲为 42%、美洲为 66%，而在亚洲仅为 11%。因此酒精性肝硬化是西方国家的一种常见病，饮酒是导致肝硬化的主要原因。我国肝硬化患者也几乎是酒精与病毒同时存在。

岛中公志等对日本北陆地方肝硬化患者观察 10 年的肝癌累计发病率做分组比较分析，结果"酒精性"组占 17.5%、"酒精 +HBV 性"组占 27.1%、"酒精 +HCV 性"组占 63.5%，即肝炎病毒标志物阳性病例呈现肝癌之发病率高。结果表明，尽管并未证实酒精本身对肝炎病毒有何直接的致癌作用，但当酒精伴同肝炎病毒共同参与肝硬化的病因时，两者共为致癌之有意义的促进因子。HCV 标志物阳性豪饮者当是肝癌发病的高危人群。因此，在工作和生活中如果实在避免不了要饮酒，可以喝一些代用品，比如果汁、饮料等。

徐某，乙型病毒性肝炎患者，男，23岁，乙型肝炎"大三阳"，肝功中度改变。消化系彩超提示：慢性肝实质损害，胆囊壁欠光滑。之前他因乏力到某医院查肝功，显示轻度改变，医生建议应用抗病毒药物，但患者考虑价格昂贵，且需要长期服药而拒绝使用。医生给予其一个月的口服美能片，复查时发现其肝功仍中度改变。医生再次建议应用抗病毒药物，他仍然拒绝，明确表态，只是不想用抗病毒药物。医生交代了病情，告诉他："你的病情很重，建议你用抗病毒药物并没有错。用降酶药物没起作用，转氨酶反而升高，说明你的疾病很复杂，属于难治性病毒性肝炎。如果新的治疗方案失败，那么抗病毒药物还得用，不然转氨酶长时间反复升高，日久可以导致肝脏的纤维化，不利于恢复。"患者表示同意该建议。医生仅给予中药辨证治疗，没有用西药的保肝降酶药物，治疗一个月后，查其肝功轻度改变，胁痛消失。患者很高兴。随后基本上一周调一次方，又吃了一个月后再次查肝功，还是轻度改变。对此医生很不解，心想按照计划，转氨酶应该降至正常了，随后再次仔细看了化验单，发现这次谷氨酰转肽酶（GGT）也有所升高，就问患者："最近喝酒了吗？"患者答道："没喝，就是半个月前一个朋友结婚喝了两瓶啤酒。"医生告诉他："病毒性肝炎患者是应该严格戒酒的，一口也不能喝。你这次转氨酶仍旧升高是和半个月前喝的那两瓶啤酒有直接关系的。"这个患者后来又服了一个月中药，肝功基本正常，临走的时候直夸中医中药疗效好。服用了3个月中药，就使转氨酶降至正常，这就是中医中药神奇之处。

3. 禁忌发怒、抑郁

有句俗话叫"气得你肝疼"。日常生活中我们时常可以见到，有些人生气后，出现肝区或两胁疼痛、胃痛和腹泻等症状，这说明发怒和肝病关系密切。

中医认为"肝为将军之官"，性喜顺达。长期郁愤，可以导致肝气郁结，引起生理功能的紊乱。人们经常用"肝火旺盛"来形容一个人爱生气、容易着急，动辄发火发怒。《黄帝内经》云："怒则气逆，甚则呕血及飧泄。"肝病患者生气可以引起肝功转氨酶升高，甚至引发肝衰竭。现代研究表明：愤怒会使人呼吸急促，血液内红细胞数量剧增，血液凝结比正常情况下加快，心动过速，这样不仅对心血管系统有影响，更影响肝脏。

曾经有一对亲兄弟，弟弟是防盗门批发商，性格开朗。他原先是乙型肝炎病毒携带者，后来因为劳累等原因发病，出现黄疸、厌食、乏力等，肝功能也有明显改变，之前接受治疗时，因用药不当导致病情加重。转入某院后，通过规范系统的用药治疗，很快使病情缓解。他情绪稳定、乐观，不时听些轻音乐或看些相声、小品等，医生常常听到他在病房中开心的笑声。住院治疗1个月，出院后又遵医嘱服药，恢复得非常顺利，肝功能恢复了正常，临床症状基本消失。哥哥是房地产开发商，性格内向，也是乙型肝炎病毒携带者。弟弟住院期间他曾多次探望，总认为弟弟的今天就是他的明天，整日忧心忡忡，又不喜言谈，弟弟病重时更是愁容满面。弟弟治愈出院后，哥哥化验肝功能发现转氨酶轻度升高，不禁叫苦："狼真的来了！"在战战兢兢中，哥哥的转氨酶不断升高，他如临大敌，言语更少，住院后经过系统治疗有所好转，后因"业务上离不开"出院了。但在归家后他的病情又加重，黄疸猛升，已达到肝衰竭的标准，最后陷入肝昏迷，医院下了两次病危通知书，命悬一线。最后，经过积极的治疗，他的病情总算稳定了下来。

肝病患者由于久治不愈，病程日久，性情不畅，大都伴有不同程度的抑郁表现。抑郁不利于肝病的恢复，且容易引发其他疾病。有人统计，易怒的人患冠心病的可能性比一般人高6倍，患肝脏疾病的可能性比一般人高8倍。所以病毒性肝炎患者务必保持心胸开阔、情绪乐观，这样才能减轻病痛，促进机体免疫功能的增强，最终战胜疾病。

近年来因疾病而引起的心理变异已受到重视，因为心理变异会从多方面影响原有疾病的预后。病毒性肝炎在我国是一种常见的疾病，作为抗病毒药物之一的干扰素，疗效已被肯定，但毒性作用却是普遍的，其中比较严重的是抑郁症等精神症状的出现。在临床上，我们能够见到肝病治愈后患抑郁症的患者，其中以女性居多，一部分是由于干扰素引起，另一部分是由于慢性肝病经久不愈所致。因此，心理疗法在肝病门诊也非常重要，如何帮助患者调节自己的心态，如何使其对战胜疾病树立充足的信心，成为肝病科临床医师的必修课。

4. 禁忌劳累

病毒性肝炎患者，尤其是在急性发作期，一定要注意休息。谷丙转氨酶升高过百的患者更应注意休息，肝功重度改变要求卧床休息。因为劳累过度消耗大量营养和氧气，导致肝脏能量供应大幅度减少，削弱肝脏的抗病能力，会使肝炎病毒迅速扩散。病毒性肝炎患者病情平稳时，应适当运动，适当休息，劳逸结合，并掌握好运动的"度"，以不感到疲乏、恶心、腰痛为准，气喘吁吁、大汗淋漓均不可取；做到起居有常、生活规律，不要轻易打破良好的生活习惯。

人体感染了肝炎病毒，免疫系统虽不能将病毒全歼，但却能控制住它的发展，如果这种平衡不被打破，可能人一辈子也不会发病。如果过度劳累，这种平衡就一定会被打破。劳累、生活不规律都会使肝病患者的疾病加重或复发，但劳累本身不是肝病的病因，而是肝病复发的诱因。因此，我们认为"肝病复发时应注意卧床休息"。

曾有这样一个乙型肝炎患者，入院时肝功重度改变，谷丙转氨酶达340国际单位每升（正常值为0～31国际单位每升），总胆红素为 80 微摩尔每升（正常值为 3.4 ~ 18 微摩尔每升），凝血酶原活动度为 62%（正常值为 80% ~ 160%）；一般状态尚可，伴有右胁肋部疼痛、恶心等症状。为此，给予中药辨证、中药塌渍联合红外线及保肝降酶药物等治疗。但是患者依从性很差，医生再三嘱咐一定要卧床休息，可是患者仍不以为然，继续日常工作。5天后，肝功复查结果为：谷丙转氨酶为 520 国际单位每升，总胆红素为 186 微摩尔每升，凝血酶原活动度为 42%。患者 5 天之内总胆红素上升很快，且凝血酶原活动度下降，说明肝细胞继续大量坏死，有肝衰竭的趋向。医生反复和患者交代卧床休息的必要性，但是患者仍然认为自己的问题不大，工作更重要，依然坚持继续工作。一周后该患者出现肝性脑病，经多方救治无效数天后死亡。

这是一个血的教训。如果患者依从性好，注意卧床休息，积极配合治疗，就不一定会出现肝衰竭。事实证明，过度劳累能够加重病情。

5. 禁忌轻信偏方、秘方

有句话叫"病急乱投医"，人们既然都知道是乱投医，为什么还要去"投"呢？在这里要提醒广大肝病患者，生病了一定要去正规的医院治疗，千万不要轻信什么偏方、秘方。确实有一部分患者吃了偏方、秘方后出现了所谓的疗效，但是中医讲究的是辨证论治、个体化原则，患同一种疾病的不同患者，他们的用药不一定是相同的。如果真的存在"一方治百病"，那还要中医大夫干什么呢？

其实，问题的关键在于患者不了解中药治疗肝病的真正优势。肝病确实是中医治疗的优势病种，优势不在于"秘制、速效"，而在于安全性、有效性、稳定性和廉价性的综合特点。不了解这些科学性而轻信一些不负责的广告，怎么能不上当呢？肝病的治疗是一个长期的过程，患者要有和它做长期斗争的准备。中药价格低廉，能较大程度地减轻患者的经济负担。因此，无论是经济因素还是疾病因素，中药治疗肝病都是一个明智的选择。

近年来，人们由于药物所致的不良反应逐年增多，引起肝损害的病例也随之逐年增加。尤其是有些人没病乱用中药补身体，却因使用不当伤害了身体。即使有些中药对肝脏没有毒性，但是如果用法不得当或不对症，同样可以变成"毒药"。以前患过药物性肝炎的人，如果大量服用对肝脏有毒性的药物，就会再次发生"急性药物性肝炎"。

有一位51岁的韩女士患有银屑病已经20多年了，虽然一直服药，可是效果并不理想。一个月前，她在亲戚的介绍下买了一种"家传秘方"中草药。连吃了一周，韩女士感觉乏力、有饱胀感，还出现了黄疸。没几天，韩女士的皮肤和尿液都变得黄澄澄的，到了医院检查发现，肝功明显异常，是严重肝损害。在排除其他因素后，医院确诊其为药物性肝炎，罪魁祸首就是那一包包成分复杂的中药偏方。

经常会见到药物性肝炎患者，都是因为乱服偏方或秘方引起的。近年来因乱服偏方或秘方所致的肝损害患者日渐增多，患者在服用药物时务必要谨慎，一定要在医生的指导下服用，不可乱服所谓的民间偏方或秘方。

大学生王同学在一次体检中查出了"大三阳"，用"家传秘方"治疗了两年不见起色。今年50岁的李先生也是肝炎患者，一听说哪里有药能治这种病，就马上去买，已经花了近5万元钱，结果不仅没有好转，肝功能也有问题了。肝炎治疗中遇到的这些形形色色的问题，关键就是对病毒性肝炎的治疗存在误区。

误区一：阳性指标高就要治疗。不少人在常规体检中被发现乙型肝炎病毒标记物阳性指标高，于是急得团团转，希望能够快点治好。其实，这类人仅仅是无症状的乙型肝炎病毒携带者，并不影响正常学习和工作。有很大一部分患者"大三阳"或"小三阳"

处于免疫耐受期。免疫耐受期是人的免疫系统对入侵的乙型肝炎病毒没有反应的一段时间，这时病毒也基本不会引起伤害，人体对病毒也无"伤害"，此时抗病毒治疗几乎没有效果。这些患者只需要定期复查肝功和超声即可，特殊情况特殊查。如果刻意地治疗，不但对身体没有好处，乱用一些药物也可能导致肝功的异常改变，导致病情的加重。

误区二：新药、贵药就是好药。不少患者认为新药、贵药才能治大病，便宜无好货，一旦得知出了新药、进口了新药，想方设法也要试一试，治来治去，效果不佳。客观地说，治疗病毒性肝炎没有什么特效药物。抗病毒药物多系进口，前期实验或临床研究都在国外进行，初步研究结果显示治疗肝炎效果良好，但是长期效果还是未知数，有许多药物国外尚未大量用于临床，或者说疗效尚未得到公认。抗病毒西药治疗欧美人的肝炎疗效明显，可是用于治疗我国肝炎患者时往往疗效不佳，明显表现出"水土不服"。

误区三：治疗目的就是"阳转阴"。在不少患者的心目中，治疗的根本目的就是让病毒指标转阴，即所谓的"大三阳""小三阳"全部转阴，误认为只要病毒指标转阴了，肝炎才算是治好了。这一误解带来了许多问题：或是患者四处寻找转阴良方，但用药后往往令人失望；或是偶有一两项指标转阴，但好景不长，出现反复。有的患者经过治疗，"大三阳"确实转为了"小三阳"，照理来说，病情应该好转，但是，事实却相反，患者病情进一步恶化。如果遇到这种情况，说明上述病毒转阴带来了不良的后果，这些阴转大多是病毒变异造成的。病毒变异的形式是多种多样的，变异的后果也是相当复杂的。从目前全球的医疗水平来看，将病毒完全消灭是不现实的，对很多患者我们只能做到临床治愈。其实疾病本身并不可怕，可怕的是患者失去一个平和的心态，丧失了康复的信心，肝硬化患者照样可以活到90岁，良好乐观的心态尤为重要。

6. 禁忌追求特效药

过去人们普遍认为，病毒性肝炎的发病是由于肝炎病毒对肝脏的直接作用所致。随着对病毒性肝炎的认识不断深入，人们逐渐发现肝炎病毒对肝脏的损伤是通过免疫反应来实现的。比如有文献报道甲型肝炎病毒（HAV）侵入人体后，感染初期为原发的非细胞病变阶段，此时 HAV 在肝细胞内大量复制和释放；至疾病恢复期,病毒产生减少,肝细胞内可见汇管区有大量单核细胞浸润，并伴有肝细胞轻度坏死和小叶中淤胆，在肝外组织如腹腔内淋巴结、脾脏和肾脏中可检出 HAV，在肾小球血管基底膜上有免疫复合物沉积，以上现象提示甲型肝炎的发病可能有免疫病理参与。人体感染乙型肝炎病毒（HBV）后，引起的肝脏和其他脏器病变，以及疾病的发生、发展，并非病毒本身所致，而是与人体的免疫状态有一定的关系。这也是病毒性肝炎患者为什么有的发病、有的不发病，病情反复波动的原因。它就像一颗定时炸弹，潜伏在人体内，当人体的免疫系统失调时,它就会发病,攻击我们的肝脏。

慢性肝炎及肝硬化的形成是肝炎病毒持续感染所造成的。目前肝炎尚无特效药。甲型肝炎和戊型肝炎为自限性疾病，西医主要是对症处理，中医辨证治疗。对乙型肝炎和丙型肝炎，西药有口服的抗病毒药物，但由于费用昂贵，如核苷类似物抗病毒药物需要长期服用或终身服药，而且还有一定的适应证，日久还会产生耐药株或变异。干扰素也是治疗乙型肝炎和丙型肝炎的有效药物，但禁忌证繁多、不良反应严重及昂贵的价格常常令人望而生畏。中医治疗病毒性肝炎，安全、有效、廉价，以中药为主，适当用西药配合。中西医结合治疗肝病成为一种光明而快捷有效的途径。

7. 禁忌调换药物过频

有些患者应用了某种药物之后，在短期内见自己的转氨酶或纤维化指标尚未正常或降得缓慢，就急于换另一种药物。其实各种保肝降酶抗纤维化药物的疗程是不一样的，加上病情与个体的差异，所以有的人可能见效快一些，有的人可能见效慢一些。因此，用药之前最好了解一下药物的特点，至少要坚持 1 ～ 2 个疗程，甚至更长的时间，然后再考虑是否应该换药。比如，甘利欣注射液是西药里一种比较好的降酶药物，但有高血压、水肿或肝腹水的患者是要慎用的，并且该药还可能出现"反跳现象"；注射用还原型谷胱甘肽钠的降酶作用较缓慢，但安全有效。其实用药安全性才是第一位的，有安全性才能更加凸显疗效的可贵。在治疗疾病的过程中，患者一定要尊重医生的治疗方案，有疑问要多和医生沟通，不要私自盲目换药，否则不但达不到治疗的目的，反而会使病情迁延、恶化。

得了慢性肝炎，要正确对待。一是不应麻痹大意，许多慢性肝炎患者认为症状并不严重，从而不注意休息，有的孩子照旧踢球、游泳、参加运动比赛，成年人在家里利用病假干家务活，这都很危险，容易使病情迁延、恶化。二是有些人过分紧张，得了慢性肝炎之后卧床不起，且大吃特吃鱼、肉、蛋、糖等，体重猛增，久而久之，患上脂肪肝或糖尿病，转氨酶也会持续升高。总之，"速胜论"和"悲观论"都是没有根据的，而且是错误的。

对于慢性肝炎的治疗只能采取"持久战"。患者首先要乐观，对待疾病应泰然处之、持之以恒。要安排好作息时间，制订养病计划。病情稳定后，可在医生指导下做些轻微的运动，然后逐渐恢复学习和工作。饮食方面不能像急性肝炎那样强调清淡饮食，应当保持适当的蛋白质供应，如鱼、瘦肉、豆制品等。此外，新鲜蔬菜、水果也是必要的，儿童患者要忌过多冷饮。每餐不宜过饱，或适当吃点儿零食，以免肠胃功能紊乱。

至于药物治疗，应在医生的指导下，依据病因、病症，针对性用药，不可换药过频。转氨酶高者，表现为口苦；欲冷饮等湿热症状为主者，可服清热利湿的中药，如龙胆泻肝汤加减；若失眠多梦、正气已虚者，可服五味子、酸枣仁等。美能片（复方甘草酸苷片）也对降转氨酶有效，但因停药后有反跳现象，故停药不可过早、过快，应逐渐减量停药；亦可到正规医院，找个有经验的中医师辨证施治。这些药物都应在医生指导下服用，不可当作"补"药乱用，以免引起不良后果。慢性肝炎严重者，须住院治疗，不可单纯追求偏方、秘方，如这样有时会导致适得其反的效果。

使用任何一种药物治疗疾病，都要经过一定时间才能起作用，过频地更换药物会影响治疗效果，还会延误病情，引起不良反应，使治疗复杂化。再说，即使是同一种疾病也分不同的类型，例如肝炎分甲型、乙型、丙型、丁型、戊型等几类，每类必须采用特定的药物才能取得疗效。

药物治疗需要一定的时间，应根据病情来确定疗程。只有达到足够的疗程，才能彻底消除或抑制病原微生物等致病因子，促进人体脏器功能的恢复，达到痊愈的目的。如肝病合并尿路感染至少需要连续用药 7 ~ 10 天才能取得疗效，但有的人用了 2 ~ 3 天的药，见尿路刺激症状有所缓解，就自行停药，结果使尿路中病原微生物起死回生，感染复发，同时又导致了肝病病情的加重。

药物治疗有严格的科学性，患者切忌按自己的"感觉"自行随意变动，应当在医生的指导下，按医嘱使用，以确保用药的安全、有效。

8. 禁忌滥用和依赖保肝药

现在药品市场有很多种保肝药物，如护肝片、肌苷及转移因子等。保肝药物是以改善受损害的肝细胞代谢，以促进肝细胞再生为目的的。

"是药三分毒"，这话一点儿不假，几乎各种中西药物的不合理使用都可能对身体造成伤害。目前由于服药引起的肝肾损害越来越多，在各类肝炎的成因中，药物性肝损害已经升至第四位。

药物性肝病约占临床肝炎患者的 10%，在 50 岁以上患者中的比例可超过 40%。进入 21 世纪，供人类应用的药物和保健品已达 3 万种以上，加上食品添加剂和环境污染物质，人类正被 6 万种以上化学物质所威胁。也就是说，吃药也能吃出肝炎来。

一提到肝炎，人们很自然会想到病毒性肝炎。其实在肝炎大家族里，还有酒精性肝炎、自身免疫性肝炎、药物性肝炎等几大类。其中，危害甚广却不为人们所重视，患病人数绝不在少数的主要是药物性肝炎。据世界卫生组织统计，药物性肝损害已上升为全球死亡原因的第五位。

有研究表明，美国药物性肝炎患者约占住院肝病患者的 5%，占成人肝病患者的 10%，有约 25% 的爆发性肝衰竭是由药物引起的。我国现有各类肝病患者约 2 亿人，其中 1 亿多为乙型肝炎病毒携带者和乙型肝炎患者。这些肝病患者都想积极治疗，早日康复，但是治疗的方式方法各不相同，错误的用药行为高达 30% 以上，有相当一部分患者并非死于原有的肝病，而是死于乱用药物。

25 岁的小王觉得自己很胖，所以就买来减肥药吃。吃了一阵子，她好像是瘦了点儿，但人却食欲不振，整天无精打采的，到医院一检查，诊断为药物性肝炎。一位 58 岁的女患者，被确诊为肝硬化后，听信邻居给的"偏方"，胡乱喝了很多汤药，具体药物成分不详。1 个月后，她的病情急剧加重，腹部胀满，出现腹水，周身皮肤颜色加深，巩膜出现黄染。家人赶紧把她送入医院，时间不长，患者就出现肝衰竭导致死亡。肝脏是药物浓集、转化、代谢的主要器官，尤其是口服药物由肠胃吸收后即进入肝脏。肝脏负责解毒，但本身也会中毒，由于药物及代谢产物的毒性作用或机体对药物产生过敏反应，对肝脏造成损害，引起肝组织发炎，即所谓的药物性肝炎。药物性肝炎多在服药 1～4 周内发生，具体表现与其他肝炎大致相同，主要为肝区不适、腹胀、食欲减退、恶心呕吐、乏力、尿黄等，肝脏肿大伴有压痛，转氨酶升高。严重的药物性肝损害甚至会引起肝坏死，如果诊治不及时，能危及生命。

总之，保肝药不是保健品，患者不能擅自选用，需在医生的指导下合理使用。有些肝病患者治病心切，有多吃药、吃好药的错误心理，其实再好的药如果不对症，和毒药没什么两样。长期不合理地使用保肝药，只能加重肝脏负担，使病情加重，有的还会扰乱人体正常的免疫功能，使病情恶化。对于各种肝病，患者都应进行综合治理，具体施治时应在专业医师指导下进行，避免乱用药。

9. 禁忌性情急躁

有一些患者不了解病情和疾病的发展规律，认为生病了只要去医院，用了药物就应该立刻好转，甚至应该痊愈。殊不知每种疾病都有它的发展规律，有的时候，治疗是正确的、积极的，但疾病的发展是不以人的意志为转移的。如果患者不治疗，疾病可能发展得更快，预后可能更不好。比如急性黄疸性乙型肝炎，它会有急性发作期，这时即使患者用药，也可能会发生转氨酶和胆红素的升高，当它们上升到一定程度的时候，通过治疗就会下降，出现好转的趋势。如若不然，则可能向肝衰竭发展，对此患者要提高警惕。

又如部分乙型肝炎患者在治疗期间无明显不适，但在检测肝功能时发现转氨酶升高，甚或升高很多，为此对医生颇有怨言。产生这种问题的关键在于：患者不了解何时为清除和抑制病毒的最佳时期。其实，这大多是机体免疫系统攻击病毒时所致的肝损伤，此时也是机体的免疫力增强后抑制或清除乙型肝炎病毒的一个阶段。这时的治疗往往是"釜底抽薪"，也是辨病辨证用药抗病毒治疗的最佳时期。所以，肝病患者此时不要害怕或惊慌，再坚持一个阶段的治疗，很有可能使乙型肝炎病毒标志物（"大三阳""小三阳"）、HBV-DNA 的载量有所改善，或清除病毒。此阶段肝功能也可能随之逐渐好转和恢复正常，达到医患双方预期的治疗目的。

俗话说："病来如山倒，病去如抽丝。"治疗慢性肝病是一个系统工程，强调自我调养的目的就是要充分调动和发挥患者自身的主观能动作用，增强其自身恢复身体健康的能力。

"保持乐观心情，才能战胜疾病"，这点在病毒性肝炎的治疗上尤其重要。下面我们就来仔细剖析一下情志因素和肝病之间千丝万缕的联系。我国是病毒性肝炎的高发区，乙型肝炎病毒的感染率很高，而且其中10%～20%的乙型肝炎病毒携带者可转变为慢性乙型肝炎或发展成肝硬化，每年用于治疗肝病的医疗费用约为300亿～500亿元。病毒性肝炎的可传染和易复发等特点都给患者带来了恐惧、焦虑等不良情绪。据社会调查发现，约98.5%的肝炎患者存在心理抑郁，其中21.5%的人有中度以上抑郁。那么，到底是不良情绪导致了肝炎的加重，还是肝炎影响了患者的正常情绪呢？

首先，由于病毒性肝炎对肝脏的损害，疾病本身就可以影响患者的情绪。现代医学研究表明，当患者被病毒或细菌感染后体内可出现一系列变化，如新陈代谢加速、体温升高、局部缺氧、维生素缺乏、电解质紊乱以及有毒的代谢产物等均可影响大脑的功能，引起精神障碍。例如长期被肝炎病毒感染的肝硬化患者，在晚期会发生门静脉高压，而门静脉高压导致的血流减少又会反过来使肝脏缺血。肝脏缺血、缺氧就无法正常发挥解毒功能，进而使患者体内毒素堆积，当有毒物质随血液到达大脑时，就会引起大脑功能障碍而出现精神症状。中国的传统医学也在很早就对此进行过阐述。中医理论认为，肝主疏泄，具有调畅情志的作用，肝脏疏泄功能正常、气机调畅，血运就好，对保持心情开朗舒畅可起到重要作用；反之，肝疏泄功能失常，多导致情志活动异常变化。肝失疏泄而郁结常表现为情志抑郁、悲忧多虑，疏泄太过则可出现性情急躁易怒。

其次，不良环境和大量虚假广告也给患者带来了许多心理困扰。有些患者对自己所患的疾病不能正确对待，产生明显的自卑感，无法与其他人进行正常平等的交流，导致自己在升学、入伍、工作、婚姻等方面受到诸多不便。为了推销自己的药物，一些药厂使用大量的虚假广告，一方面将自己的疗效吹得天花乱坠，另一方面还不切实际地夸大了肝病的危害性，导致许多患者错误地认为自己就是肝硬化、肝癌的后备军，并由此变得恐慌、焦虑，甚至厌世。他们为了让自己的指标转阴，不顾正规医院医生的忠告，而是跟着广告到处求偏方、吃家传秘方药。但多次的就医失败和病情的反复再次打击了他们的信心，加上亲戚和朋友的不理解、疏远以及来自经济等方面的压力，所有这些都长期影响着患者的情绪。

58岁的王大爷是个地地道道的农民，有30余年的乙型肝炎病史。有段时期他感觉乏力，时有恶心、口苦，听别人介绍说城里某家医院专门治疗乙型肝炎，且治一个好一个，于是就到该医院治疗。王大爷去那就诊之后，每天从早上一直静点到晚上，一天5瓶药，还有诸多的口服药，也不清楚都是什么药物。患者住了半个月院，情况不但没有好转，反而感觉越来越重了，开始出现腹胀、尿黄，这才意识到问题的严重性，立即办理了出院手续，后来到某三甲医院就诊。医生仔细询问了其病史及用药史，让其做了消化系统彩超检查，发现患者已经出现了腹水，判断是用药过度导致"肝病输液腹水综合征"。后来他在该医院治疗了半个多月，病情趋于稳定。类似的例子并非个例。

肝病患者的情绪对肝病的治疗和恢复有很大的影响。有人通过对32 158名患者统计分析和对800个病历观察分析后发现，在所有五脏疾病中，肝脏疾病发病率为38.2%，其中又以肝郁气滞最多，占肝病总数的41.9%，其他肝病也不同程度地表现出肝郁气滞的征象。据此有人认为肝郁气滞是肝病症候的核心，而且在中国传统医学早期的诸多论述中，也可找到许多相关信息。

现代医学认为，病毒性肝炎与机体免疫功能紊乱有关，免疫调控在肝病发病机制中占有重要地位，治疗肝病疗效与调整免疫功能密切相关。肝炎患者（包括乙型肝炎病毒携带者）普遍存在着心理抑郁，临床观察表明，抑郁的患者免疫功能有明显下降，在肝郁动物模型上表现为特异性 T 淋巴细胞与非特异性巨噬细胞免疫功能明显降低。因此我们认为，保持良好的心态有利于免疫功能恢复正常，会在不知不觉中减轻病情；焦虑、悲观等不良精神因素可进一步降低免疫力。希望病毒性肝炎患者能够放松心情，科学地看待疾病。

10. 根据具体情况，谨慎决定是否妊娠

我国是肝炎大国，病毒性肝炎患者过亿，其中以乙型肝炎患者居多。但是如果孕期的妇女感染了乙型肝炎病毒，是否可以生子呢？原则上，患有乙型肝炎的妇女最好不要生孩子。如果想怀孕，肝功必须基本正常，否则妊娠会加重肝脏负担，使转氨酶升高，疾病进一步恶化。"大三阳"及 DNA 呈阳性的孕妇将乙型肝炎病毒传染给孩子的概率要比"小三阳"及 DNA 呈阴性的孕妇大得多。

婴儿出生后也要做好防护。不要让其直接接触血液、唾液，如大人的伤口、母亲的血污等；其他可正常接触，如吻脸、头、脚等。请家长不要为了接触而"神经质"，就算婴儿接触到体液，被传染上的概率也是极小的，能细心一些当然更好了。说实在的，和子女的接触中，无论如何小心，也不可能做到完全断绝与这些体液的接触的。

患有乙型肝炎的母亲生下新生儿后，立刻对新生儿进行免疫预防干预是阻止乙型肝炎"代代相传"最主要的举措。对乙型肝炎病毒呈阳性的母亲所生的新生儿，应在出生后 24 小时内尽早注射乙型肝炎免疫球蛋白，最好在出生后 4 小时内，剂量应 ≥ 100 国际单位，同时在不同部位接种 10 微克重组酵母或 20 微克中国仓鼠卵母细胞乙型肝炎疫苗，可显著提高阻断母婴传播的效果；也可在出生后 12 小时内先注射 1 针乙型肝炎免疫球蛋白，1 个月后再注射第二针乙型肝炎免疫球蛋白，并同时在不同部位接种一针 10 微克重组酵母或 20 微克中国仓鼠卵母细胞乙型肝炎疫苗，间隔 1 个月和 6 个月分别接种第二针和第三针乙型肝炎疫苗（各 10 微克重组酵母或 20 微克中国仓鼠卵母细胞乙型肝炎疫苗）。后者不如前者方便，但保护率高于前者。

有些孕期妇女可能正在应用抗病毒药物。目前国内国外的资料和临床研究显示，没有证据证明拉米夫定等抗病毒药物会致胎儿畸形，也就是说没有一例真正证实是孕妇服用抗病毒药物而致胎儿畸形的。但拉米夫定等抗病毒药物用于生育的临床研究只有几年，研究时间和案例不多，所以在安全的原则下，绝大多数医生是不建议患者怀孕的。要是患者意外怀孕，医生的态度一般是让患者自己考虑，那就要好好考虑了。拉米夫定等抗病毒药物和干扰素在动物实验中都有对胎儿影响的报告，但在人体临床上暂无不良影响的记录。（注：动物实验中用的是超大剂量，人体用的是普通药量。）

吉林市的乙型肝炎患者许女士，结婚已经 5 年，一直不敢怀孕生子。她的母亲是乙型肝炎患者，医生说她的乙型肝炎很有可能是母亲传播的，许女士非常担心自己一旦怀孕生子会把乙型肝炎病毒传染给自己的孩子，所以她始终不敢怀孕。去年春节前，她来到了某医院进行咨询和诊治，检查结果显示肝功正常，乙型肝炎病毒 DNA 为阴性（小于 1.0×10^3），乙型肝炎"小三阳"，超声检查肝脏未见明显异常。这些结果说明许女士是乙型肝炎病毒携带者，身体没有什么大毛病，可以怀孕生子。医生对许女士说明情况，并进行了细致的讲解，告诉她可以怀孕，以及怀孕前后的注意事项。2013 年 8 月 10 日，许女士在当地妇幼保健院生下一个健康宝宝，并按计划免疫措施对宝宝先后三次注射了乙型肝炎疫苗，现在宝宝检查结果显示体内已经产生了乙型肝炎表面抗体，这提示宝宝已经具备了抵抗乙型肝炎病毒感染的能力。

到了育龄期的乙型肝炎妇女不敢怀孕生子，这种担忧普遍存在，主要是怕下一代再被传染上乙型肝炎。乙型肝炎孕妇如果生育子女不进行任何预防干预，所生的孩子成为"小乙型肝炎"的可能性很大。据权威统计资料显示，我国现有乙型肝炎患者大约50%以上都是由母婴垂直传播而来。如果患有乙型肝炎的母亲为乙型肝炎"大三阳"，假如不对其所生子女进行预防干预，90%以上的孩子都会成为"小乙型肝炎"，所以乙型肝炎妇女不敢怀孕有其道理。但是随着科学技术的发展，乙型肝炎疫苗问世后，这种乙型肝炎"代代相传"的不利局面有了根本性的扭转。1992年，国家将乙型肝炎疫苗接种列为计划免疫项目，所有的新生儿必须在出生后立刻接种乙型肝炎疫苗，并且自2005年6月1日起全部免费。这样一来，我国"小乙型肝炎"的发生率大大降低，患有乙型肝炎的妇女完全可以生健康宝宝。但是对于"大三阳"的患者，HBV-DNA呈阳性，我们还是不建议其怀孕生子，因为这种情况遗传给孩子的概率要大一些。

患有乙型肝炎的妇女要想生健康宝宝，就要关注一些注意事项，做好细致的准备。

（1）已婚乙型肝炎妇女应该在计划怀孕之前进行一次认真全面的体检，评估一下自己的身体状态，以便选择最佳的怀孕时机。

如果是急性乙型肝炎患者，经过适当治疗和合理调养后，数月内即可获得痊愈，此时检查，肝功能恢复正常，乙型肝炎病毒抗原指标都已转阴。患者再休养一段时间，体力完全恢复，即可怀孕。

如果是慢性乙型肝炎患者，应该首先弄清自己病情的轻重程度，再决定是否怀孕。如果患者带有病毒，长期随访检查肝功系列始终正常，超声检查不提示肝硬化，可以考虑怀孕。如果患者的乙型肝炎炎症正处于活动阶段，检查肝功异常，自觉疲乏、食欲不振、腹胀等，这时应该避免怀孕。因为在肝脏炎症活动阶段硬性怀孕，会导致身体负担加重，肝脏要完成更多的工作，肝炎不易恢复，反而容易导致肝衰竭，危及孕妇生命，对于胎儿的发育生长也不利。因此活动期的乙型肝炎患者，首先应该接受正规的治疗，包括抗病毒和免疫调节治疗等，待肝功能恢复正常、病毒复制指标转阴或复制能力降低时再怀孕，这样对母子均有利。如果超声检查发现肝炎已经发展到肝硬化程度，伴有明显的血小板减少、脾脏功能亢进、凝血功能障碍的，最好不要怀孕。慢性乙型肝炎患者伴有严重的肝外系统表现，如肾病、再生障碍性贫血等，最好不要怀孕。对于活动性肝炎患者，经治疗后病情稳定，肝功能正常半年以上，怀孕较为安全。曾有过怀孕史但因肝脏不能承受而终止妊娠者、乙型肝炎病毒感染者伴有妇产科疾患不宜怀孕者、有重复剖宫产史者等，都不宜怀孕。乙型肝炎病毒感染者能否怀孕，主要是由肝脏本身能否承受整个孕期和分娩过程的负担所决定的。

当前有两种倾向值得关注，且也都不可取。一是一部分人想等到把乙型肝炎病毒的传染性控制到零或很低水平以后再怀孕，这不太现实，盲目等下去，会错失最佳的怀孕时机；二是一些人则不考虑身体承受能力，抱着试一试的心态而怀孕，这很危险。

（2）乙型肝炎患者一旦怀孕，就应该终止使用各种具有肝毒性的药物，如抗生素、抗结核药物、解毒镇痛药物等。如果患者在受孕和怀孕的前3个月转氨酶轻度升高，没有其他明显不适，为防止胚胎发生畸形，最好不要用药，怀孕6个月后才可以谨慎地使用一些比较安全的降酶药。

（3）乙型肝炎孕妇在怀孕期间，病情可能加重，表现为肝功能损害明显，转氨酶、胆红素迅速升高，恶心、呕吐、疲乏无力，此时应该终止妊娠，积极进行保肝以及抗病毒治疗。

（4）肝炎孕妇应特别注意节制性生活，要视肝炎的情况和孕周的长短来调整。

在肝功能波动阶段，血清谷丙转氨酶不稳定或有黄疸等情况时，应该禁止性生活。急性肝炎恢复期、慢性肝炎和肝硬化相对稳定后也应暂停性生活。单纯乙型肝炎病毒携带者，也不能放纵性生活。如果性交次日感到倦怠、腰酸、疲乏无力、食欲不振等，就要注意调整，暂停性生活。

怀孕前3个月和后3个月原则上避免性生活，妊娠36周以后应绝对禁止，防止流产、胎膜早破及宫内感染。

注意性交的体位，避免骑乘位和屈曲位，防止男性生殖器插入过深。丈夫要注意动作缓慢，不要过于刺激妻子的乳头，避免腹部受压，要减少孕妇的活动量。

如发生阴道出血、腰疼、习惯性流产、妊娠高血压综合征等，应绝对禁止性生活。

注意性生活卫生，性生活前后保持外阴清洁，使用避孕套，可以减少夫妻之间乙型肝炎病毒感染的机会。

11. 禁忌盲目进补

俗话说，"药补不如食补"。肝病患者不可大量食用带有强烈刺激性和过多油腻、煎烤的食品，应坚持清淡、容易消化、富有营养的原则，这样才有利于营养对身体的补给。但是患者不可以盲目地进补。

肝炎的主要病因是湿热之邪熏蒸肝胆，阻碍脾胃而影响消化，所以凡患肝炎的人，切忌过早滋补。但目前一部分人却拼命进补，如食用牛羊肉、甲鱼、人参等，往往导致邪气留恋或虚不受补，使病情迁延不愈。过度进补，还可导致转氨酶升高。明代著名中医温病学家吴又可在《瘟疫论》中也强调了"忌用参芪术"的论点。在临床上只有湿热之邪消除、舌质淡嫩、舌苔很薄、脉虚无力、面色萎黄或白等症状的纯虚证候或虚实夹杂以虚为主的时候才可进补，往往效果立竿见影。

日常生活中，我们常看到一些肝炎患者为早日康复而滥服滋补品，一日三餐高蛋白、高脂肪，结果事与愿违，不但导致肝炎加重，而且诱发脂肪肝、肥胖症，甚至糖尿病等并发症。那么，肝炎患者应如何合理进补呢？关键要因人的体质、因病的进程而异。

病毒性肝炎在急性期或慢性肝炎急性发作时，都不宜过分增加营养，更不宜进补。因为此时肝细胞发生炎症、坏死，使肝功能减退，肝脏的代谢能力降低，如果过分增加营养会加重肝脏负担，导致肝功能恢复缓慢。中医认为，急性肝炎或慢性肝炎急性发作期多有湿热，若患者过分增加营养或服用补药，不但于病无益，反而助长邪毒留恋不去，使病情难以康复。

肝炎急性发作期间，表现为食欲下降、恶心呕吐、肝区疼痛、神疲乏力，甚至发热、皮肤泛黄和小便黄浊等，中医认为此属"湿热"之邪内蕴所致。这时因炎症侵犯肝脏造成肝细胞坏死、肝功能减退，所以患者千万不能进补，应使用清热化湿药物，否则助长"湿邪"留恋不去，病情迁延反复不愈。

慢性肝炎（如乙型肝炎）病情进展缓慢，迁延反复，为增强体质，在肝炎恢复期和稳定期也可适当进补。大凡可进补者应符合以下条件：慢性肝炎稳定期，转氨酶及肝功能接近正常；虽有虚证表现，如头晕眼花、心悸乏力、神疲失眠、腰酸膝软等，但食欲、两便基本正常；无其他限制营养摄入的疾病，如脂肪肝、糖尿病等。肝炎进补可分为药补和食补，以食补为主，两者互为补充，应在医师指导下进行。

食疗是慢性肝炎稳定期的主要疗法。慢性肝炎患者宜常食瘦肉、豆制品、鲜鱼、蛋、奶等，以增加高蛋白营养素；还要多食木耳、灵芝、香菇类真菌食品，因其除含有蛋白质、酶和矿物质等外，还含有丰富的多糖类，能显著增加机体淋巴细胞数目及战斗力，从而增强机体免疫力；有条件者可食甲鱼，甲鱼营养价值高，口味鲜美，历来被视为营养佳品，有滋阴清热、健肾保肝、养血壮阳、凉血散结的作用，对肝肿大、肝炎性贫血疗效显著。但滋补品每次不能进食太多，否则会影响胃肠消化功能，加重肝脏负担，严重者可导致肝病复发或加重病情。患者还应忌烟酒，忌食刺激性食品（如辛辣、油腻、熏烤食品），忌食羊肉、鸡肉、海鲜和河蟹等。

并非所有患者都适宜进补，如急性肝炎急性期、慢性肝炎活动期和活动性肝硬化的患者则不宜用营养滋补品。进补方法和药物因人而异，不尽相同，主要是依据中医的辨证施治原则。要防止过多地用药，包括补药，以免增加不必要的药物在肝内代谢的负担，甚至伤肝。

曾有一个乙型肝炎肝硬化患者，在某医院门诊治疗，病情一直很稳定。一天上午，患者家属突然来找主治大夫，说昨天夜里患者出现了呕血和黑便，正在附近的医院抢救。医生询问家属患者病情加重的原因，才知道近一个月来患者每日都用生晒参泡水喝。这个患者后来出现了肝衰竭，最终去世了。这是血的教训。对中医来说，人参补气补血，是很好的药物；对西医来说，人参是调节免疫功能的药物。人参偏温偏燥，有很多种类。一些患者的体质是以热毒、湿毒为主的，肝功能不好，口苦口燥，舌红、苔黄厚，大便偏干，小便黄赤有灼热感。在这种阳热或湿热内伏体质的情况下，患者再用人参进补是火上浇油，无疑会加重病情，甚至出现上述类似的事件。

患者进补期间，饮食上应避免暴饮暴食、饮酒、偏食、挑食、过食生冷等；服用健脾的补药后，食欲明显好转，可适当增加膳食，但不宜过多，以免身体发胖和脾胃负担过重。饮食上还要注意忌口，如服人参时一般不吃萝卜，人参是补气的，萝卜具有破气作用；不饮或少饮茶，因茶叶中含有多量的鞣酸，能与补药中含有的生物碱结合，产生不能被人体吸收的沉淀物，影响补药的作用；

不吃海鲜食品，因海鲜食品腥味大，影响肠胃消化吸收。

有时为了治疗上的需要，肝炎患者既要服补药，又要用其他中西药物，这时要注意补药能否与这些中西药物合用，即有无配伍禁忌，如人参不得与萝卜籽（莱菔子）、五灵脂、藜芦同用。如果难以掌握时可将服用补药和其他中西药的时间错开 1 ~ 2 小时，以免发生配伍禁忌。

那么，肝炎患者何时可以进补呢？一般来说，急性肝炎经治疗后病情好转进入恢复期，病人食欲正常，大、小便基本正常；经化验血胆红素、血清谷丙转氨酶正常，白蛋白偏低；检查无脂肪肝、肥胖症、糖尿病、高脂血症等病；同时病人出现体弱乏力、易疲劳、头晕眼花、腰膝酸软等虚证现象时，可以适当进补。

必须注意，不论是食补还是药补，均应在医生的指导下进行。凡进补过程中出现腹胀、纳呆、胸脘痞闷的感觉，均应停止进补。

12. 禁忌吃油腻、煎炸食品

油炸食品因使用高温油或反复加热的油，对人体不利，特别是对肝炎患者来说更是隐患。食品店所用的油多为猪油、菜籽油，在高温 200℃以上可分解，产生一种叫"丙烯醛"的气体，即油烟的主要成分。丙烯醛可进一步在油中分解出有致癌作用的氧化物而附于食品上，久而久之，导致肝功受损、肝脏肿大，甚至引起癌变。

制作油条时，加明矾（又称白矾）才可使油条或油饼炸得香脆。据调查，每 5 千克面粉要加入明矾 150 克，明矾中含铝，50 克油条中含铝约 10 ~ 12.4 毫克。如果长期摄入较多的铝，可沉积在肝脏上，引起胆汁淤积性肝病。由此可见，用铝锅煎服中药汤剂也应被列为禁忌。其次，铝还会在睾丸、肾、脑、骨骼中蓄积，影响脑细胞功能，引起记忆力下降、食欲不振等，甚至使人患老年性痴呆。并且高温的油炸食品，维生素 A、维生素 D 和胡萝卜素都受到高温破坏，营养价值下降。

因此，病毒性肝炎患者应该少吃或不吃油炸的食品，从长远来看对身体的健康是有好处的。

13. 禁忌房劳过度

中医认为，安康的性生活是维护身体健康的必要条件，过火的性生活是导致疾病的重要因素。中医养生理论着重"节欲保精"的观念，那么房事过火终归有哪些坏处呢？主要有以下三个方面：

（1）耗伤肾气，导致不育和早衰。中医认为肾气是生物热身的促成动力，房劳伤精，肾气亏耗，涉及精液的化生，则精液质量低下以致不育。中年是肾气由盛转衰的转折阶段，随着肾气的衰退，形体也渐渐衰老，为此更应注重精气的休养。

（2）削弱自身防御力，导致疾病出现。人体的正气是防御病邪侵入和战胜疾病的自卫因素。肾精亏，正气不足，防御功能低下，风、寒、暑、湿、燥、火等六淫病邪就会侵入人体，出现疾病。因此，在气候反常、疾病易入侵的阶段要切忌房事，以防病邪的侵入。同时在疾病治疗过程中，要禁忌房劳过度，以利于早日痊愈。

（3）脑髓失养，导致效率低下。房事不节，精气亏耗，脑髓失聪，则头眩耳鸣；骨骼失养则腰酸膝软，疲惫无力。凡此都会使人身心疲惫，导致工作效率减退。因此，无论是脑力劳动还是体力劳动，在工作紧张、竞争激烈的阶段要避免房劳过度。

肝五行属木，肾属水，水生木，肝为肾子。如果房劳过度，可伤肾，导致肾精的亏虚，母病犯子，可致肝病加重。过度纵欲可引起大脑皮层长期处于兴奋状态，不仅会使血液循环加快、呼吸急促、肌肉紧张，而且伤耗元气、损害肝肾，产生诸如疲倦、腰酸腿软、食欲不振、头晕耳鸣、失眠健忘等症状。对于肝脏功能基础本来就较差的病毒性肝炎患者来说，纵欲无疑是一个杀手。所以，病毒性肝炎患者病情不稳定时，一定要禁房事；处于病毒携带状态或病情稳定时期的患者，也应该主动控制性生活的频度。

14. 禁忌多吃蛋黄

肝炎患者，尤其伴有动脉硬化或怀疑有冠心病的人，害怕吃了蛋黄会促进血液中胆固醇增高，所以吃鸡蛋时只吃蛋白或根本不敢吃鸡蛋，这种做法是错误的。

鸡蛋能给人体提供最优质的蛋白质，还富含保护动脉、促进肝脏细胞再生，以及强壮心和脑的微量元素硒、锌、铬等人体必需的营养素。不敢吃鸡蛋、不敢吃蛋黄的想法和做法是缺乏实践基础的。只要每天选择的优质蛋白食品是奶、蛋、鱼、贝，而不是猪、牛、羊、兔、狗、驴的内脏和肉类，而且每天吃鸡蛋不超过两个，那么蛋黄中的胆固醇不但能养肝保心，而且能健身益寿。

胆固醇是人体心、脑、肝、肾和组织细胞的重要组成成分，是肝细胞修复的基本材料之一，也是人体激素的合成原料，在体内还能转变成维生素 D_3，是破坏肿瘤细胞和清除有害物质的有效介质。人体每天一定要从饮食中补充 500 毫克胆固醇，体内每日又自己合成 1 000 ~ 1 500 毫克，才能保持正常人每升血液中含 2.85 ~ 6.48 毫摩尔胆固醇。

蛋黄中的卵磷脂对体内脂肪的运转和代谢起着重要作用。卵磷脂使胆固醇和脂肪乳化成极细的微粒，透过血管壁，为机体实质器官的修复及组织细胞的新陈代谢所利用。每日吃两个鸡蛋，非但不会使血液中的胆固醇含量增高，而且可使血液中高密度脂蛋白增高，调整高密度与低密度脂蛋白间不协调的比例，对肝炎、心血管疾病患者都是有益无害的。

但是蛋黄也不可以食用过多，因为蛋黄里含有较多的脂肪和胆固醇，这两种物质的代谢均在肝脏中进行，如果吃得太多就会增加肝脏的负担，容易造成中焦气机不利，脾胃运化失常。有些患者食用蛋黄后还会出现右胁肋部疼痛。因为脂肪可促进缩胆囊素的产生，加强胆囊收缩，如果患者存在胆囊炎，胆道口的括约肌不能及时舒张，则可使胆汁潴留，出现右胁肋部胀满或疼痛的感觉。因此，病毒性肝炎患者应该适量食用蛋黄，但是如果伴有胆囊结石或胆囊炎的患者，食用蛋黄后出现右侧胁痛等症状，则应该忌食。

15. 禁忌吃肝补肝

有人认为缺什么补什么，肝病患者食用动物肝脏来治疗肝病，这是一种很不科学的说法。很多肝病患者也认为吃猪肝或其他动物肝脏可促进康复，"以肝补肝"的食疗方法经过科学调研表明并非效果显著，而且食用不当可能造成不良后果。

肝脏是人和动物体内最大的解毒器官，动物体内的各种毒素，大多要经过肝脏处理，排泄转化、结合。从市场买回的动物肝脏大多暗藏着各种毒素，肝病患者由于肝功能受损，难以及时分解这些毒素，就会加重肝脏负担，影响康复。

食用的动物肝脏，尤其是猪肝，富含铜，对肝病患者来说，无疑是加重肝脏负担。正常人进食含铜的食物，铜离子参与生理生化作用后，多余的铜可与血清氧化酶结合，从尿中排出，不会在体内蓄积。肝病患者由于肝功能低下，不能调节体内铜的平衡，如果过多的铜在肝脏及脑组织内积聚，可引起黄疸、贫血、肝硬化、腹水，甚至发生肝昏迷死亡，或出现手足震颤、语言不清等症状。

肝脏还是重要的免疫器官和"化工厂"，可产生多种激素、抗体和免疫细胞等，这些物质往往对异体有害，肝病患者食用后，无疑会受其害。因此，肝病患者是不能"吃肝补肝"的，日常饮食也应少吃肝为佳。

还有某些动物，饲料添加剂中可能含有诸如瘦肉精、生长激素、尿素等有害物质，如果经常吃这种动物的肝脏，会对人的肝、肾、肺、心脏等各器官造成损害，还可能引起食物中毒、肥胖、性功能减退等。因此，动物肝脏还是少吃为妙。

16. 禁忌不食盐

民间传说肝病患者要禁盐百日，其实这是没有任何科学道理的。盐是机体组织代谢不可缺少的元素，长期禁盐不仅不能缓解病情，反而使许多脏器功能下降，不利于恢复，轻者使病情迁延，重者危及生命。

肝炎患者在通常情况下无须采取低盐饮食，甚至是因肝炎发展为肝硬化腹水的患者，也不可采用全部低盐饮食，更不能忌盐。因为有部分患者是低钠性腹水，这时还应该适当地补充盐分。

如果患者出现肝腹水，才需要限盐，无论是肝癌还是肝硬化患者，因为过多摄入食盐将直接导致腹水潴留，进而形成顽固性腹水，加重心脏负担。如果没有出现腹水是不需要刻意限盐的，慢性肝炎患者和正常人一样，每天每人的食盐摄入量不超过5克。

肝炎患者最好不要吃腌制食品，原因并不是"怕咸"，而是腌制食品在制作过程中易被细菌污染，而且因为增香、防腐等工艺需要，被人为地加入亚硝酸盐作为食品添加剂。肝炎患者本身肝功能就差，食用后会加重肝脏代谢及解毒功能，造成转氨酶和胆红素升高，进而加速病情进展。

咸肉、腊肠、腌制的咸菜等都是很容易判断出的腌制食品，要禁食；但干海货，如需泡发的干海带、干鱼、干虾等海鲜类食物，往往会被人们忽视。事实上，这类食品也属腌制食品范畴，肝病患者最好少吃，除损害肝脏外，还可能刺激胃肠道黏膜，出现消化不良等症状。

肝炎患者在正常饮食基础上要尽量做到"少一点""低一点""多一点"，即少放油、少吃肉、少食生冷而有刺激性食品；食用低脂肪、低盐和低糖食物；多食蔬菜、水果以及豆制品，以补充足够的维生素和纤维素，也有助于促进消化功能。

17. 禁忌轻易手术

病毒性肝炎患者合并有外科疾患时，如何决定是否手术？如何使患者能耐受住手术的打击？这是临床上可能遇到的实际问题，如处理不当，往往会产生严重的后果。有研究表明，无并发症的病毒性肝炎患者的死亡率约为 0.2% ~ 0.3%，但进行手术的病毒性肝炎患者的死亡率竟高达 10%，故对病毒性肝炎患者的手术应该慎重。

某三甲医院骨科曾收治一名因外伤胫骨骨折的患者。该患者有乙型肝炎病史 20 余年，入院时查肝功中度改变。骨科医生认为该患者为胫骨中上 1/3、中下 1/3 段骨折，综合其他指标，虽然患者有乙型肝炎病史，且转氨酶升高，但不是主要矛盾，且没有禁忌证，因此决定为其做手术。但结果是，患者在做手术后第 3 天开始出现黄疸、腹胀、凝血机制差等，数天后发生肝衰竭死亡。对于患者的死因，可能是手术过程中应用的麻醉药或抗生素等药物导致肝衰竭，或者是该患者为手术禁忌范围，再或者是患者的特殊体质所致，现在讨论这些已经没有意义，只能说明一个问题，那就是病毒性肝炎患者的手术一定要慎重。

病毒性肝炎是我国广泛流行的传染病。因此临床上常常遇到患急性肝炎或慢性活动性肝炎的人需要施行急症或择期手术的情况；同时也可遇到将急性病毒性肝炎误诊为急性胆囊炎，将急性或亚急性肝炎伴有右上腹痛、肌紧张、深度黄疸的人误诊为胆道疾病而进行手术的情况。遇到上述情况如何处理、如何确定手术适应证及选择手术时机、如何通过正确的围手术期处理而使病人安全承受手术等，均是令外科医生感到棘手的问题。

慢性肝病患者到了后期，病情严重者会出现凝血机制障碍，这时进行手术最易引起出血，诱发肝昏迷。另外，手术还会损害身体元气，加重身体负担。所以，除了抢救或非做不可的手术，肝病患者尽量不做手术，即使手术也应该权衡利弊。

18. 禁忌多吃瓜子

瓜子是民间最常见的小食品，价格低廉、食用方便，且味道较好，深受人们喜爱。但是病毒性肝炎患者却不可以多吃。因为瓜子里面油脂含量比较高，大都是不饱和脂肪酸，若食用过量可使体内与脂肪代谢相关的胆碱大量消耗，致使脂肪代谢障碍、脂肪在肝内堆积，从而影响肝细胞正常的生理功能，日久天长，造成肝内结缔组织增生，还会加快肝硬化的形成。

19. 禁忌吃大蒜

大蒜营养丰富，不仅是上乘的调味品，也是很好的食用品。现代科学分析证明，大蒜含有蛋白质，味道香辛，除含有多种物质外，还含有一种可贵的植物杀菌素——大蒜素，有强烈的杀菌作用，对葡萄球菌、链球菌、脑膜炎、肺炎双球菌，以及白喉、痢疾、伤寒、副伤寒、结核等杆菌和霉菌等，均有良好的杀灭作用。在国外，曾报道有医生用大蒜治疗 400 名肠道感染病患者，都获得痊愈；1965 年苏联受流行性感冒的袭击，把大蒜作为医疗药用，效果极佳。据研究，大蒜中含有激发人体巨噬细胞、吞噬癌细胞的有效成分。新鲜的大蒜汁可以抑制人体产生抗癌干扰素，防止癌细胞扩散，延缓病情的发展。大蒜能降低血液内脂肪沉积，防止血管阻塞，可用于防治心脏冠状动脉栓塞。

总之，大蒜的食用价值和药用价值相当大。围绕大蒜开展深加工项目具有很多的选择性，既可进行蒜片、蒜粉、蒜粒等食用调味品开发，亦可提炼大蒜素从事制药生产。

但是，并不是人人都适合食用大蒜，据研究表明，大蒜的挥发性成分可使血液中的红细胞数量减少、血红蛋白含量降低，并有可能引起贫血、胃肠道缺血和消化液分泌减少，这些均不利于肝炎的治疗。

先给大家讲一个故事。老李被查出患了肝炎，思想压力很大。尤其是他家里那位"河东吼狮"竟然也像防贼似的防他，就连夫妻间的"例行公事"也越来越没有保障。如此一来，原本就是"气管炎"，又是正当年的他简直不知如何是好，整日唉声叹气，打不起精神来。一日，老李神秘地对他老婆说："我这病能根治了。"他说过几天将有一位从山东来的大师，用奇方给他治病。这个奇方就是将大蒜捣碎后，拌饭食用。他说此方治疗肝炎有奇效，不出 30 天就能使抗原全部变成阴性。但所用的大蒜必须是山东产的紫皮蒜，其他蒜一概不好使。对老李的话，他妻子也是将信将疑，但是抱着试试看的想法还是接受了。

数日后，那位山东"大师"果然来了。在花了上千元钱的诊费后，老李服用了半个多月的紫皮蒜，病没治好，"大师"也没了踪影。

老李破财"招"罪，后悔不迭，他家的"吼狮"心疼那些大把的钞票白白打了水漂，把老李骂了个狗血喷头。问题的关键是，如果老李不患上肝炎，怎么会有"引狼入室"的事情发生呢？

其实，很多骗子的骗术并不高明，关键是被骗者轻易上当。当然，受骗者是值得同情的，我们很多人或多或少大概都被骗过。但是，像大蒜能治疗肝炎之事，只需稍稍有一点医学常识，或者稍微有一些社会经验，识破骗局应该不是什么难事。如果我们不是为了某个愿望，轻易相信天上可以掉馅饼，忘了思考，进而疏于防范，骗子就不会有可乘之机。

实际上，肝病患者不宜吃大蒜。很多人用吃大蒜来预防肝炎，甚至有人在患肝炎后仍然每天吃大蒜。这种做法对肝炎患者是不利的，因为大蒜对肝炎病毒没什么作用，相反，大蒜的某些成分对胃、肠还有刺激作用，从而加重肝炎患者的恶心等诸多症状。

中医认为，长期大量地食用大蒜会"伤肝损眼"，因此，眼病患者或者说患肝病同时患有眼病的患者应尽量不吃大蒜，特别是体质差、气血虚弱的人更应注意，否则时间长了会出现视力下降、耳鸣、头重脚轻、记忆力减退等。

尽管一些研究表明，大蒜含有挥发性大蒜辣素，对痢疾杆菌、结核杆菌、伤寒杆菌、大肠杆菌、霍乱弧菌等均有抗菌作用，对立克次体、阴道滴虫及某些真菌亦有抑制作用。但是，到目前为止，还未有关于大蒜可抗肝炎病毒、治疗病毒性肝炎的报道，因此还是少吃为妙。

20. 禁忌多食甲鱼

肝和胃关系十分密切，中医讲："肝为起病之源，胃为传病之所。"病毒性肝病患者大多胃黏膜充血水肿，小肠绒毛变粗变短，胆汁分泌异常，消化功能大大减弱。甲鱼体内含有非常丰富的蛋白质，病毒性肝炎患者食用后，不仅难以吸收，还会加重肝脏的负担，造成营养过剩，使食物在肠道中腐烂变质，容易产生腹胀、恶心、呕吐及消化不良等一系列症状。因此，肝病患者还是不要过多食用甲鱼。

21. 禁忌饮食过量

肝病饮食疗法以保护受损肝脏为目的，坚持"三高一低"，即高蛋白、高糖、高维生素和低脂肪。古人说"饮食自倍，肠胃乃伤"，是指饮食过饱或暴饮暴食可以导致疾病。肝病患者消化功能本来就虚弱，如果饮食没有节制，可进一步加重疾病。因此饮食要注意以下几点：第一要定时进餐，使肠胃的功能协调正常；第二要定量饮食，每餐不宜过饱，以达到平时饭量的七八成为宜；第三不要偏食，过食油腻滋补之品不仅对身体无益，还可加重湿浊之邪，使疾病加重，故肝病患者宜多食富含蛋白的食物，主要有鱼类、蛋类、奶类、瘦肉以及各种豆制品等，另外还要忌酒。

病毒性肝炎患者宜少食多餐，饮食不可过量，切忌暴饮暴食。饮食过量，必然造成消化不良，加重肝、胆、胰、胃、肠等消化器官的负担。特别是急性病毒性肝炎患者，每餐不宜吃得过饱，以免加重上腹部不适或因胆汁分泌过度旺盛，增加肝脏负担。

饮食上要少吃肉类和糖类。因为过多食用肉类和糖类，会使多余的蛋白质和糖类食物转化为脂肪而储藏，其中肝脏也是重要储藏点，天长日久，身体肥胖，势必形成脂肪肝，使受损的肝脏负担加重，促使肝炎恶化。

脂肪不可摄入过量，也不宜摄入过低。肝炎患者对食物中的脂肪吸收能力明显下降，脂肪摄入过多，超过了脾胃吸收与消化功能，常可导致腹胀及腹泻。限制脂肪摄入量是肝炎患者饮食的基本原则，肝脏内脂肪沉着妨碍肝糖原的合成，并能降低肝细胞的功能。但脂肪有刺激胆汁分泌的作用，并能促进脂溶性维生素的吸收，故也不宜摄入过少。可选用易消化的含胆固醇少的脂肪类饮食，如奶油、植物油等，每日 40~60 克即可。

邵先生是一家公司的销售经理，有乙型肝炎病史 10 余年，一直没有发病。为了开拓市场，喝酒应酬几乎成了他每天的"必修课"。他身高 172 厘米，但体重已超过 90 千克，年纪轻轻就挺起了将军肚。特别是在最近一次体检中，竟然被查出了脂肪肝，肝功转氨酶中度升高并有黄疸，这让他非常苦恼。其实邵先生这种情况，不良的生活习惯和酒精摄入过量，是在乙型肝炎的基础上，又患上了脂肪性肝病的主要原因。

糖亦不可摄入过量。血液中糖浓度正常有利于肝糖原的合成，肝糖原对肝细胞的再生及解毒功能具有重要作用。患者如能正常饮食，又无糖原不足现象，则不必另外补充糖类。过多摄入糖类，一方面影响其他营养素的吸收，另一方面由于慢性肝炎患者体力活动少，营养补充增多，大多数患者病后身体发胖，体内脂肪增多，若大量地摄入糖类，则可促进体内脂肪类物质增多，严重者可导致高脂血症、脂肪肝和糖尿病，进而加重原有病情。故肝炎患者不可过多摄入糖类。

老张是乙型肝炎肝硬化患者，前些日子在一次体检时发现血糖升高，医生说他患上了糖尿病，于是他自行去药店买了降糖药物（二甲双胍类）。服用了半个多月，他感觉效果不是很理想，在家里检测血糖控制不稳定，最近又出现了乏力的症状，到某院消化科一查，发现肝功发生了改变，转氨酶高于正常值。消化科大夫告诉他，他很有可能患上了肝源性糖尿病，应该积极治疗原发病。转氨酶升高很有可能与口服降糖药物有关，现在应该用胰岛素来控制血糖。在该院消化科医生的精心调治下，老张的病渐渐好起来，后来通过胰岛素的缓慢减量，竟然完全撤掉了胰岛素，血糖一直保持得很稳定。由此可见，肝炎与肝源性糖尿病往往互为因果，形成恶性循环，给治疗带来难度，但绝非不治之症。临床观察发现，只要发现及时，用药得当，往往随着肝炎的康复，患者的肝源性糖尿病也能减轻或康复。

22. 禁止乙型肝炎歧视

（1）2009年10月10日，在《中国中医药报》上，卫生部新闻发言人邓海华表示，取消入学、就业体检中的乙型肝炎血清学检测项目（乙型肝炎五项检测，俗称"两对半"）不会影响他人健康，也不会造成乙型肝炎的传播。

上述观点是卫生部同有关部门组织国内权威专家，就规范入学、就业健康体检中乙型肝炎检查项目进行广泛深入的研究而形成的共识。

当前社会上对乙型肝炎病毒携带者的误解主要是由于人们对乙型肝炎知识缺乏了解。乙型肝炎是血源性传播疾病，不会通过呼吸道和消化道传播，日常生活和工作接触不会传播乙型肝炎病毒。乙型肝炎病毒携带者不是乙型肝炎患者，身体也没有临床症状，肝功能正常，不会因一般的生活接触、共同学习和工作等对周围人构成威胁。

邓海华说，从及早发现乙型肝炎、及早治疗、对患者健康负责的角度出发，在入学、就业体检中保留丙氨酸氨基转移酶检查项目以评价肝脏功能，比检测"乙型肝炎五项"对诊断乙型肝炎更具有临床参考意义。

（2）2010年1月20日《健康报》发表了一篇关于"入学和就业体检拟取消乙型肝炎五项检查，三部门就乙型肝炎病毒携带者入学就业权利征求意见"的文章。1月21日，人力资源和社会保障部、教育部、卫生部联合公布了《关于进一步维护乙型肝炎表面抗原携带者入学和就业权利的通知（征求意见稿）》，于1月21~27日面向社会公开征求意见，并公布了电子信箱。

该意见要求，在公民入学、就业体检中，取消乙型肝炎病毒血清学检测项目，即"乙型肝炎五项"：乙型肝炎病毒表面抗原、乙型肝炎病毒表面抗体、乙型肝炎病毒e抗原、乙型肝炎病毒e抗体和乙型肝炎病毒核心抗体检测。各级医疗卫生机构不得在入学、就业体检中提供"乙型肝炎五项"检查服务。用人单位在招工、招聘体检中，不得将"乙型肝炎五项"检查列入体检标准，也不得要求应聘者提供"乙型肝炎五项"检测报告。因职业特殊的确需要在就业中检查"乙型肝炎五项"的，应由行业主管部门提出研究报告和书面申请，经卫生部核准后方可进行。在公民入学、就业体检中，可检查谷丙转氨酶，如转氨酶异常，再做相应检查以区分病因，以尽早发现乙型肝炎，尽早进行治疗。

该意见规定，各级各类教育机构，不得以学生携带乙型肝炎表面抗原为理由拒绝招收或要求其退学。除报经卫生部核准的特殊职业外，用人单位不得以劳动者携带乙型肝炎表面抗原为理由拒绝聘用，用人单位不得以携带乙型肝炎表面抗原为理由辞退或解聘劳动者。为医学目的而开展的"乙型肝炎五项"检查，检查机构应严格保护受检者的隐私；为健康体检目的而开展的"乙型肝炎五项"检查，检查机构应充分尊重受检者的选择权并保护其隐私，体检组织者不得强制要求受检者接受"乙型肝炎五项"检查。对医疗机构违规进行"乙型肝炎五项"检查的，或泄露乙型肝炎表面抗原携带者个人隐私的，县级以上卫生行政部门视情节对其进行处理。

（3）《健康报》2010年2月21日发表了一篇名为《为维护乙型肝炎病毒携带者权利扫除障碍》的文章，指出日前卫生部下发关于修改《公共场所卫生管理条例实施细则》等规范性文件部分内容的通知，为进一步规范入学、就业体检项目，维护乙型肝炎表面抗原携带者入学和就业权利提供政策支持。

通知要求将《公共场所卫生管理条例实施细则》（1991年卫生部令第11号）第六条第一项修改为"甲型病毒性肝炎、戊型病毒性肝炎：肝炎患者经治疗后临床症状消失，肝功能正常，可恢复工作"，删除了"乙型肝炎病毒携带者若e抗原阳性，不得从事理发美容业、公共浴室业直接为顾客服务的工作"等内容，将《预防性健康检查管理办法》（1995年卫生部令第41号）第十六条第一项、《生活饮用水卫生监督管理办法》（1996年建设部、卫生部令第53号）第十一条第二款、《学生集体用餐卫生监督办法》（1996年卫生部令第48号）第九条第四款及《消毒产品生产企业卫生规范（2009年版）》（卫监督发〔2009〕53号）第四十六条中的"病毒性肝炎"改为"甲型病毒性肝炎、戊型病毒性肝炎"。

通知要求，删除入学、就业体检表（包括体检项目）中涉及乙型肝炎项目检测的有关内容，即乙型肝炎病毒感染标志物检测（乙型肝炎病毒表面抗原、乙型肝炎病毒表面抗体、乙型肝炎病毒e抗原、乙型肝炎病毒e抗体和乙型肝炎病毒核心抗体）和乙型肝炎病毒脱氧核糖核苷酸检测等。

参考文献：

［1］中华医学会感染病学分会肝功能衰竭与人工肝学组，中华医学会肝病学分会重型肝病与人工肝学组.肝功能衰竭诊疗指南［J］.中华传染病杂志，2006（6）.

［2］孙晓艳，王炳元.饮酒与肝癌［J］.现代医药卫生，2007（7）.

［3］岛中公志，姜正人.病毒性肝炎与酒精的相关性［J］.日本医学介绍，2002（12）.

［4］Lawrence S.Friedman，Emmet B.Keeffe.肝病手册［M］.牛俊奇，张清泉，丁艳华，译.天津：天津科技翻译

出版公司，2007.

［5］艾琴.养生与禁忌［M］.西宁：青海人民出版社，
1998.

［6］刘立昌，桂颖.百病禁忌［M］.长春：吉林科学技术
出版社，1994.

［7］梁扩寰，李绍白.肝脏病学［M］.北京：人民卫生出
版社，2003.

［8］国家中医药管理局医政司.24个专业105个病种中医
临床路径（合订本试行版）［M］.国家中医药管理局，
2012.

［9］乙型肝炎防治指南（2015年更新版）［M］.中华医
学会肝病学分会、中华医学会感染病学分会.2015（10）.

［10］丙型肝炎防治指南（2015年更新版）［M］.中华医
学会肝病学分会、中华医学会感染病学分会.2015（10）.

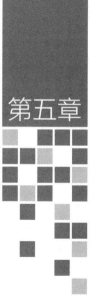

第五章

肝硬化

| 案
| 例 |

李大娘是乙型肝炎肝硬化患者，有乙型肝炎病史40余年了，近期病情不稳定，至某三甲医院住院治疗，查肝功转氨酶中度改变，彩超结果显示：肝硬化，胆囊壁粗糙，中量腹水。她刚去的时候有肝性脑病的症状，记忆力减退，有点儿糊涂，扑翼样震颤阳性。在该院住院治疗时，医生对她给予中药汤剂、中药塌渍等治疗，一周后患者病情有所好转。一天下午，患者再次出现肝性脑病，家属很不高兴，对医生大喊大叫，不理解为什么住院一周病情还重了。医生判断一定有其他的原因，于是仔细询问患者及其家属。患者的小儿子自述当日上午李大娘的大儿媳妇来探望她，见其病情明显好转，十分高兴，就偷偷领着李大娘在医院附近的小饭店吃了一小碗红烧肉。"病重的原因就在这里。"医生对他们说，并马上向患者家属解释病情加重的原因，也批评了患者家属没有按照医嘱来调整患者的饮食。患者家属当时就没了脾气，患者的依从性也好了很多。

为什么患者吃了一碗红烧肉，肝性脑病就再次发作了呢？肝性脑病的患者应该注意什么呢？我们知道，肝性脑病是肝硬化患者的严重并发症，当这些并发症发生的时候，我们应该注意些什么呢？带着这些疑问，让我们来谈谈肝硬化患者应该注意些什么。首先让我们先了解一下什么是肝硬化。

一、什么是肝硬化

1. 概述

肝硬化是一种常见的慢性肝病，可由一种或多种原因引起肝脏损害，肝脏呈进行性、弥漫性、纤维性病变。在致病因子反复或持续作用下，肝细胞呈弥漫性变性、坏死、凋亡，残存肝细胞再生，形成再生结节，结缔组织弥漫性增生形成纤维隔，最终分割及破坏肝小叶结构，代之以硬化性结节或假小叶为特征的病理性改变。患者早期可能无明显症状，后期则出现一系列不同程度的门静脉高压和肝功能障碍，直至出现上消化道出血、肝性脑病等并发症死亡。肝硬化在人类主要死亡原因中居第四或第六位，被视为人类健康的主要"杀手"。

肝硬化按病因分类可分为病毒性肝炎肝硬化、酒精性肝硬化、代谢性肝硬化、胆汁淤积性肝硬化、肝静脉回流受阻性肝硬化、自身免疫性肝病肝硬化、毒物和药物性肝硬化、隐源性肝硬化、先天梅毒性肝硬化、营养不良性肝硬化等。

2. 主要病因

（1）病毒性肝炎。

在我国，病毒性肝炎（尤其是乙型和丙型）是引起肝硬化的主要原因，其中大部分发展为门脉性肝硬化。肝硬化患者的血清学检测常显 HBsAg 阳性，阳性率高达 70%。我国乙型肝炎肝硬化约占全部病例的 2/3。

（2）慢性酒精中毒。

慢性酒精中毒在西方国家较为多见，饮酒者肝硬化的发生率是非饮酒者的 7 倍。在欧美国家，因酒精性肝病引起的肝硬化可占总数的 60% ~ 70%。长期酗酒的男性发生肝硬化的危险是不喝酒的 5 倍，女性则为 13 倍，表明女性对酒精中毒的易感性高于男性。

（3）血吸虫病。

血吸虫病主要引起肝纤维化。虫卵沉积在汇管区，刺激结缔组织增生，引起肝纤维化，形成不完全分隔性肝硬化。

（4）药物、毒物中毒。

某些化学毒物，如砷、四氯化碳、黄磷等对肝长期作用可引起肝硬化。长期服用一些对肝脏有损害的药物亦可以引起肝硬化。

（5）遗传代谢障碍性疾病。

肝豆状核变性、血色病等均可引起肝硬化。

（6）慢性胆汁淤积性肝病及循环障碍性疾病。

长期慢性胆汁淤积，肝内外胆管分别或同时发生狭窄、闭塞或阻塞，日久导致肝细胞变性坏死，最终形成胆汁性肝硬化。

循环障碍性肝硬化的主要病因是充血性右心衰竭、慢性缩窄性心包膜炎等。

另外，自身免疫性肝炎患者严重时也可快速发展成肝硬化。

3. 治疗和预防原则

肝硬化患者往往因并发症而死亡，上消化道出血为肝硬化最常见的并发症，肝性脑病是肝硬化最常见的死亡原因。

因此，肝硬化的治疗和预防原则是：合理膳食，平衡营养，改善肝功能，进行抗肝纤维化治疗，积极预防并发症。

4. 中医对肝硬化的认识

在中医书籍中，没有肝硬化这个病名。《黄帝内经·灵枢·水胀》

篇云："鼓胀何如？岐伯曰：腹胀，身皆大，大与肤胀等也，色苍黄，腹筋起，此其候也。"其对症状的描述颇为详细。《难经·五十六难》谓："脾之积，名曰痞气，在胃脘，覆大如盘，久不愈，令人四肢不收，发黄疸，饮食不为肌肤。"其对症状的描述与肝硬化引起的脾脏肿大颇为吻合。现代医学的肝硬化或肝硬化腹水，属中医的"单腹胀""水臌"的范畴。

中医根据患者症状，辨证论治。湿热内阻，治以清热利湿，茵陈蒿汤合龙胆泻肝汤加减；气滞血瘀，治以活血软坚，膈下逐瘀汤加减；肝郁脾虚，治以疏肝健脾，逍遥散加减；脾虚湿盛，治以健脾利湿，参苓白术散加减；肝肾阴虚证，治以滋补肝肾，一贯煎加减；脾肾阳虚，治以温补脾肾，金匮肾气丸加减。

二、临证诊疗禁忌要点

1.忌烟和酒

香烟中含有大量尼古丁，尼古丁有收缩血管的作用，可以造成肝脏供血减少，从而影响肝脏的营养，不利于肝病患者病情的稳定。肝病患者长期饮酒可导致酒精性胃炎甚至酒精性肝硬化。饮酒还会引起上腹不适、食欲减退和蛋白质与维生素 B 族缺乏，另外，酒精对肝细胞有直接毒性作用。因此，肝硬化患者应忌烟和酒。

酒能够载情。"李白斗酒诗百篇"，是"诗圣"杜甫对"诗仙"的描绘，说明酒助诗兴、诗增酒趣。然而，酒也可以伤身。"酒神杀人胜海神"，是一句英国谚语，对"杜康"的刻画，可谓淋漓尽致、入木三分。"冰冻三尺，非一日之寒"，在"美酒佳酿"的背后，蕴藏着无穷的隐患。酒中所含的酒精，对人体所造成的损伤是多方面的，最大的隐患莫过于酒精性肝病。如果长期、反复、大量饮酒，轻者可导致脂肪在肝内堆积，造成酒精性脂肪肝；重者可使肝细胞变性、坏死，形成酒精性肝炎。两者均可发展至酒精性肝硬化。正常人长期每日饮烈性酒40毫升（相当于酒精20克），即可患酒精性肝病。

还有另一个值得我们重视的问题，即酒精性肝病可增加人体对乙型肝炎和丙型肝炎病毒的易感性或严重性。也就是说，对于一个没有病毒性肝炎的人来说，嗜酒使人容易感染乙型肝炎或丙型肝炎病毒；对已有乙型肝炎或丙型肝炎的人来说，经常饮酒又可使病情加剧，由轻症变为重症，加速肝硬化发生。由此可见，酒精对病毒性肝炎大有推波助澜、助纣为虐之势。因此有句俗话叫"乙丙型肝炎喝大酒，就往死道上走"。

2. 忌食辛辣食物

患者患有肝硬化时，门静脉高压会引起食管下端、胃底和肛门静脉扩张，而且肝硬化患者常常并发胃黏膜糜烂和溃疡病。患者若再进食辣椒等辛辣食物，会促使胃黏膜充血、蠕动增强，从而诱发上消化道出血，引起肛门灼痛和大便次数增多，加重痔疮，引起肛裂。

肝硬化患者如食用过多辛辣食物，则易使肝硬化恶化；有饮酒贪杯者更可发生鼻出血、上消化道出血。秋令偏燥，耗伤津液，人们会感到咽干、皮肤干涩、口渴欲饮，所以饮食上应该用清淡滋润之品以防燥。

肝病患者应适当地饮开水，进食豆浆、稀粥、绿豆羹、果茶等，蔬菜应选用新鲜汁多的萝卜、黄瓜、冬瓜、西红柿等，水果应食用养阴生津之品，如葡萄、西瓜、梨、香蕉。其中梨是"百果之宗"，生吃能清六腑之热，熟食能滋五脏之阴，是清淡滋润的佳果。

药食兼优的芡实，有生津开胃、滋阴止渴之效。银耳泡发后煮烂加糖服用，亦是秋季的润补之品。百合既是佳蔬又是良药，能够清热生津，取百合适量与米熬粥，对肝病有肺燥干咳者颇有疗效。嫩南瓜及鲜瓜汁有补气健胃、消食减肥、滋润皮肤和加快溶解泌尿道结石等功用，对脂肪肝及肥胖型妇女有胆结石、肾结石、膀胱结石者，如长期服用有减肥、去脂、溶石的效果；用优质南瓜加工制成南瓜粉，能促进胰岛素分泌、降低尿糖，是防治糖尿病的良药，其杀菌抗病毒功能对肾炎、各型肝炎也有一定的辅助疗效。莲子益脾养心、固精止泻、开胃安神，红枣养脾平胃、安中益气、补血益阴，莲子红枣粥是肝病患者健脾养肝的清淡滋润佳品。桂圆能治疗慢性肝病患者的贫血和神经衰弱，黑芝麻补肺助脾、润肠通便、益肌肤，核桃补肾养血、润肺润肌，因此对肝肾阴虚的肝病患者，间断食用黑芝麻糊、桂圆核桃粥能防肝火旺、眩晕、腰膝酸软、神经衰弱、习惯性便秘等症。

3. 慎过性生活

肝硬化患者如果不节制性生活，可诱发肝昏迷和上消化道出血。代偿期肝硬化患者的性生活次数要有相当程度的减少，失代偿期则应禁止。

一般来讲，肝硬化患者应该节制性生活，特别是活动性肝硬化患者，由于严重的肝脏损害、肝功能不全，使全身内分泌系统调节功能紊乱，大脑皮层神经传递不稳定性激素平衡失调，雌激素增多，促性腺激素的分泌紊乱，发生某些性功能障碍。这些障碍对男性患者主要表现为性欲减退甚至消失，而致阳痿、早泄、睾丸萎缩，以及乳房女性化等；对女性患者则表现为经期不准、月经量过多或过少、闭经、痛经、子宫出血等。但是，患者不要为此担心，它会随着病情的好转而消失。当然，肝硬化患者的性生活应该尽量节制，否则不利于疾病的恢复，纵欲会使病情加重，对此决不可掉以轻心。

正常和谐的性生活，可使家庭生活幸福美满。如果夫妇一方患有肝硬化，彼此的性生活就要有所节制，对此双方应互相谅解。

过度的性生活消耗体力和精力，因此肝硬化恢复期患者一旦放纵性生活，就会使肝病复发，加重甚至引起肝功能衰竭。所以肝硬化患者应节制性生活的频度，如青年人每周不得超过 1~2 次，中年人每 1~2 周 1 次，中年以上的人每月 1~2 次。患者在肝功能异常或出现黄疸时，应暂停性生活。性生活要适度，以同房后第二天无疲乏感为指标。肝功不正常时（活动性肝硬化），若要结婚，应注意婚后性生活的节制；若不注意节制，体力的消耗易加重肝脏负担，使病情恶化。另外要注意的是，乙型、丙型肝炎病毒亦可通过性行为传播。

4. 忌劳累

中医认为，人动血入经络，人卧则血归于肝。这说明肝硬化患者应多休息。卧床休息，能减少人体肝代谢需要的能量，增加肝的血流供应量，有利于肝细胞的营养与再生，促进病情稳定。如患者不仅不休息，而且劳累过度，则情况恰恰相反，肝细胞会再次出现坏死，从而加重病情。

肝硬化患者应该注意劳逸结合，根据疾病的不同时期，采取不同的活动方式。如肝功能明显异常、合并有肝硬化并发症时，应以卧床休息为主；在肝硬化稳定期，则应动静结合，养成有规律的生活习惯，循序渐进地增加运动量，打拳、舞剑、散步等都不失为有益的活动方式，但均应以不引起疲乏感为原则，切忌急于求成或"三天打鱼，两天晒网"。肝硬化患者最忌讳过分劳累，尤其是通宵达旦地工作或娱乐，以及精神过分紧张。

5. 忌情绪悲观

过于忧郁和懊丧会导致人体免疫功能失调，加重疾病的发展。肝硬化患者应向那些以精神力量战胜晚期癌症很多年，仍健康地活在世上的人那样，坚信自身机体能够战胜病魔。

很多人在知道自己得了肝硬化之后，就开始变得情绪低落、意志消沉，甚至对治疗失去信心。现代医学已发现，情绪与机体免疫系统的功能密切相关。用乐观和积极的态度对待疾病、对待人生，往往能收到事半功倍的效果，这在一些癌症患者身上已得到证实。患者要有"既来之，则安之"的心态，既要重视疾病，用积极的态度配合治疗，又不能对疾病过分担忧或者对疾病采取听之任之的态度。

大多肝硬化患者通过积极的预防措施和中西医治疗，不但腹水、黄疸等能够消退，肝功能得以恢复，而且劳动力也可恢复。因而患者要消除畏惧心理，精神要愉快，心情要舒畅，满怀信心地同疾病做斗争，这样有利于疾病的防治；反之，患者悲观失望、情绪低落、忧伤郁闷、时常发怒，不仅会导致肝区胀痛、食欲减退，还会诱生腹水，加速恶化。

说一个现实中的例子。某院疗区曾有一个丙型肝炎肝硬化的女患者，为肝硬化大量腹水，在该疗区住院治疗半个月，病情一直很稳定。一天她突然接到一个电话，得知姐姐生病的消息，情绪一下子变得非常低落，放下电话后一言不发，在床上躺了一上午，到了下午出现四肢无力、头痛等症状，于下午2时左右出现喷射状呕吐。急检头部CT，显示为脑出血，该疗区大夫立刻请神经内科会诊，制订了治疗方案，调理一个月后患者好转出院。患者平素没有高血压和心脑血管疾病，为什么会出现脑出血呢？原来，肝硬化患者的凝血机制都不好，接受不良刺激后，容易导致脑血管压力增大，出现"自发性脑出血"。

肝硬化患者的自我观察亦非常重要，因为大部分患者都不能长期住院治疗，而且有的患者在肝硬化代偿期仍坚守在工作岗位上。虽说不能疑神疑鬼，经常处于悲观、惶恐的状态，但定期到医院检查和自我观察仍是十分必要的。只有这样才能及时发现病情的变化，及时诊治。

6.忌滥服药物

由于肝硬化患者肝功能降低，药物在肝内的解毒速度大大减慢，可能导致药物在体内蓄积，特别是麻醉药和镇静药，不仅对肝脏有直接的毒性作用，而且会诱发肝昏迷。所以，患者要尽量少用药，所用药物必须是非用不可的。

人们求医心切，经常会吃一些偏方，或者听说哪个地方治疗肝病有效果，传得"神乎其神"，结果去了之后，由于治疗不规范，忽悠的成分较大，往往失败而归。如果乱用中草药，可引发中草药性肾病、肝病、呼吸道病和血液病。1993 年以来，有学者发现中药广防己、关木通、马兜铃等均含有马兜铃酸，有肾毒性，使用这些药物时，要定期检查肝肾功能等相关指标。

笔者也是中医师，客观地说，中药里确实有一小部分对肝脏有损害的药物，但是如果我们依据中医的理论辨证论治，即使有些中药对肝脏有毒，也不会对人体造成危害，相反还会促进疾病的恢复。中医有一个理论叫"以毒攻毒"，比如蜈蚣、斑蝥等虽然对肝脏有毒性，但我们还是可以用的，因为现代药理也证明了它对肝癌的治疗确实有效果。这就好比西医的化疗药物，杀灭癌细胞的同时对人体正常细胞也有损害。但是相对于西药来说，中药的副作用可以说是微不足道的。话又说回来，有些没有毒性的药物，如果运用不当也会对人体不利，有一句话说"有病者邪气受之，无病者身体受之"，就是这个道理。

7. 忌吃过硬食物

由于肝硬化时门静脉高压引起食管下端和胃底血管变粗、管壁变薄，粗糙食物未经细嚼就吞入，很可能刺破或擦破血管而引起大出血。上消化道出血是肝硬化患者的常见并发症和死亡原因之一，对此不可大意。

肝脏是人体最重要的消化器官，位于右上腹部。腹腔中的静脉血最后几乎全部汇入一条粗大的门静脉，经肝脏流回心脏。当肝硬化后，肝内有大量的纤维组织增生，会阻碍腹腔中的静脉血回流，结果引起门静脉内血液淤积，压力升高，被阻的腹腔静脉血不得不绕道，经过食管下段静脉回流心脏。这样，大量血液流经食管下段静脉，就引起该处静脉扩张，使其变粗而突起，这种突起可凸向食管黏膜，显露于食管腔内。若进食的食物过于粗糙、坚硬，在通过这段食管时，静脉就极易被摩擦而破损，导致静脉破裂出血。这种出血来势凶猛，如不及时抢救，可发生生命危险。

72岁的韩先生患有乙型肝炎肝硬化，在医生的调理下，病情一直很稳定，所以吃东西也"放开了"。有一天，他只是吃了几块儿生地瓜，没多久就突发大出血，大口大口地呕血，足有大半盆。其家人吓坏了，赶紧将他送到某医院消化科抢救。入病房时，他的出血量已经达到2 000毫升，危及生命。经胃镜检查，确诊他为"食管胃底静脉曲张破裂出血"。经过12天的积极抢救治疗，终于有效地控制了病情。治疗3周后，患者康复出院，走的时候医生再三叮嘱他，要防患于未然，一定要管住自己的嘴。

肝硬化食管胃底静脉曲张破裂出血是消化道出血中病情最凶险的类型之一。食用硬食和粗纤维食物，容易损伤食管黏膜而造成出血，所以肝硬化患者一定要吃柔软的食物，不要吃硬食，如地瓜、山楂、麻花和油条等，以及东北人常吃的切糕、豆包、打糕等不易消化的黏食。

8.忌食糖过多

肝炎患者要适当补充一些糖。一般来说，糖类在饮食中的比例占40%，既能保护肝脏，增强机体抵抗力，又能减少蛋白质分解。但肝硬化患者则不同，由于肝细胞遭到严重破坏，肝脏将单糖合成糖原贮存和将一部分单糖转化为脂肪的功能已显著降低。由于患者肝功能受损，过多食用含糖量较高的食物会导致体胖，甚至形成脂肪肝，加重肝脏负担。此时，若患者再长期、大量地食用含糖量高的食物，还会出现糖尿并发肝性糖尿病，给肝硬化的治疗增加困难。

肝脏是贮存与进行糖异生的主要场所，是维持血糖相对恒定的主要器官之一。当肝硬化患者肝脏功能受损时，糖代谢紊乱，糖耐量降低，如果补充过多的糖，容易引起糖尿病。

临床将肝病引发的糖尿病称为肝源性糖尿病。肝源性糖尿病的发生机理主要与糖原合成减少、胰岛素利用不足而影响糖的利用和转化有关，由此造成血糖升高。同时，患者食用过多的高糖食物，也可增加肝源性糖尿病的发生概率。肝源性糖尿病属于继发性糖尿病，与原发性糖尿病的不同，主要在于治疗上降糖药物的应用并不是最主要的，对肝病的控制和肝功能的改善才是最为重要的。

慢性肝病患者常常并发糖代谢紊乱。临床研究资料表明，约有 50% ~ 80% 的慢性肝病患者有糖耐量异常，其中有 20% ~ 30% 的患者可发展成为糖尿病，称为肝源性糖尿病。

肝源性糖尿病的发生原因主要涉及三个方面：一是患者肝脏病变及肝功能减退使肝糖原合成减少，对胰岛素的利用减少，导致对糖的利用与转化不足；二是患者未能重视饮食调整，食用过多含糖食物，引起血糖波动；三是患者病后的活动量减少，影响糖的利用，也可成为血糖增高的促发因素。

肝源性糖尿病是一种继发性糖尿病，在临床上，降糖药物的应用并不是最主要的，多数的轻度患者无须使用降糖药治疗，发展到中度以上才给予胰岛素治疗。肝源性糖尿病是可以有效防范的，只要注意从以上三个原因着手，采取相应对策，就可以避免引起肝源性糖尿病，因而要重"防"轻"治"才对。

（1）加强对肝病的控制，以稳定肝功能，这是最重要的预防措施。研究表明，部分肝源性糖尿病发病有两个特点：一是随着年龄的增长，患病概率升高，因此，中老年肝病患者是重点防范对象，患者应加强血糖检测；二是发生、发展及病情程度与肝损害程度成正比，多见于急性重型肝炎、慢性活动性肝炎和肝硬化的患者，因而必须重视有效治疗，以减轻症状，保持肝功能基本正常，降低肝源性糖尿病的发病率。

（2）在饮食控制方面，减少糖的摄入，这是预防肝源性糖尿病的基础措施。饮食控制既有利于保护肝脏，又可减轻胰岛 B 细胞的负担。饮食控制的关键是做到少食多餐，保持饮食平衡；少吃含高糖、高油脂的食物，可吃一些鱼、瘦肉及豆制品，保证蛋白质的摄入；多吃一些新鲜蔬菜，增加维生素和纤维素的摄入；水果也要吃一些，但要注意吃低糖水果。

（3）适当运动，改善机体对糖的利用，这是预防肝源性糖尿病的积极措施。慢性肝病患者应根据自身实际情况选择运动锻炼项目，以有氧耐力运动为主，如散步、打太极拳等。每周运动 3 ~ 5 次，每次时间不宜过长，一般 30 分钟即可，最多不超过 1 小时，中间应有停顿和休息，防止因疲劳而增加肝脏的负担。

9. 忌吃某些鱼

消化道出血是肝硬化患者常见的并发症和死亡原因，而且吃鱼又往往是引起出血的原因之一。金枪鱼、沙丁鱼、秋刀鱼、青花鱼等鱼中含有一种叫二十碳五烯酸的不饱和有机酸，含量高达 1% ~ 1.5%，鱼油中含量最丰富。

人体不能从其他自由脂肪酸中合成二十碳五烯酸，完全靠从食物中获得。二十碳五烯酸的代谢产物之一是前列环素，它能抑制血小板聚集。肝硬化患者本来就有凝血因子生成障碍和血小板数量少的症状，一旦进食含二十碳五烯酸多的鱼，血小板的凝聚作用就会更低，很容易引起出血，而且难以止血。所以，有出血倾向的肝硬化患者，最好禁止吃上述这 4 种鱼。其他鱼类中二十碳五烯酸的含量要少得多，比如鲤鱼、比目鱼、真鲷鱼等。肝硬化患者若为了增加体内蛋白质以消除腹水，吃鲤鱼汤无妨。

肝硬化患者食鱼应该多以河鱼为主，配合新鲜的蔬菜和水果等。但是食鱼也只能适量，不宜过多摄入，否则同样会加重肝脏负担，加重病情。而且吃鱼的时候一定要剔除鱼刺，防止鱼刺划破食道，导致上消化道出血。

10. 忌摄入过多的蛋白质

肝硬化患者多吃一些富含蛋白质的食物，不仅能提高血浆蛋白含量，防止或减少肝脏的脂肪浸润，而且还可以促进肝组织恢复和再生。因此，不少肝硬化腹水患者非常关注饮食问题，希望通过增加蛋白质的摄入量缓解身体虚弱及纠正蛋白血症。但实际并非如此，如果一日三餐吃进去的蛋白质超过了每天每千克体重 2～3.5 克的限度，就会有副作用。因为食物中的蛋白质不能直接进入患者的血液循环，主要与消化、吸收、肝脏分解与合成能力有关。摄入的蛋白质先经胃消化，在小肠吸收，经门静脉运至肝脏，最后经过肝脏加工（分解与合成）进入体循环（全身血液循环）。

肝硬化腹水患者肝功能分解、合成蛋白质的功能减退，因此，过量摄入蛋白质并不能增加血液中的蛋白质浓度或纠正低蛋白血症，低蛋白血症主要通过恢复肝功能或静脉补充白蛋白才能解决。肝硬化腹水患者盲目增加蛋白质摄入量有以下弊端：一是胀气，可能出现腹痛、恶心或呕吐等；二是蛋白质在肠道产生氨，可诱发肝性脑病（氨中毒）；三是增加上消化道出血的风险。

蛋白质分解后，在肠道内一些细菌的作用下产生氨，正常情况下，可被肝细胞通过解毒作用而消除。但慢性肝病、肝硬化患者由于肝细胞大量坏死或有效细胞明显减少及其他原因，导致体内这些有毒物质绕过肝细胞，不被解毒就进入体循环，引起大脑功能障碍，使病人出现神志模糊、情志异常，甚至导致死亡。临床上因为吃一两个鸡蛋而导致肝昏迷的病人并不少见。因此，已经发生过肝昏迷或有肝昏迷前兆的患者，更应严格限制蛋白质的摄入量，每天每千克体重不应超过 0.5 克。

肝性脑病患者应严格控制蛋白质的摄入量，每天至少供应 6 688 焦耳热量，给予葡萄糖和支链氨基酸制剂。恢复期先给予蛋白质每天 20 克，以后增加到每天 40 克，即使完全清醒也不能超过每天 50 克。

可见，对肝硬化患者来说，根据病情适当调整蛋白质摄入量有着非常重要的意义。

11. 忌食盐过量

肝硬化患者肝脏破坏抗利尿素的功能减弱，导致尿量减少，使盐潴留在体内，加之血浆蛋白含量的减少而出现浮肿或腹水。因此，肝硬化患者应严格控制食盐的摄入量。肝硬化患者无水肿或水肿轻微者，每天吃盐不得超过 5 克；水肿严重者，盐的摄入量每天不得超过 1 克。

食盐的主要成分为氯化钠，钠的过量摄入，会加重钠水潴留，从而使腹水加重。腹水形成的最基本原因是腹腔内液体的产生和吸收之间失去平衡。门静脉高压是肝硬化腹水形成的主要原因，也是肝硬化门静脉高压症失代偿的重要标志。门静脉高压与肾功能异常和腹水形成的关系至少能从以下三方面得到肯定：一是门静脉高压引起脾脏和全身循环改变，导致血管紧张素和抗钠利尿系统被激活，引起肾性钠水潴留；二是肝脏压力增加引起肝肾反射导致钠水潴留；三是通过门体分流绕过脾脏区域的物质可在肾脏产生钠水潴留效应。

实践证明，限制钠的摄入量或使用排钠利尿剂，可使肝病患者腹水消退；反之，增加钠的摄入量，腹水可再出现。因此，限钠在腹水治疗过程中非常重要。

长期低盐饮食会导致人食欲减退、摄食减少，因此，患者有大量腹水时宜短期限制钠盐摄入，待病情好转后，再逐渐增加食盐的摄入量。而对于低钠血症患者，应同时控制入水量，每天约 1 500 毫升。

张大爷是乙型肝炎肝硬化腹水患者，在某院消化科治疗，效果还不错，原来的大量腹水已经基本消退。可是有几天突然腹水加重，张大爷非常郁闷，向主治医生询问怎么样才能使腹水完全消退，不再这么反复发作。医生让他自己找找原因，是不是累着了，还是生气了或者别的什么原因。医生告诉他，肝硬化腹水是肝脏失去代偿功能的一个重要标志，腹水的治疗除了要注意休息外，低盐饮食也非常重要。张大爷听了医生的话后，低下了头，说道："前些天吃了一些肘子肉，非常咸。"腹水加重的原因很快就找到了，原来张大爷平时嗜食咸物，总说自己嘴里没味儿。这是一个很典型的例子。

12. 忌高脂肪、高胆固醇饮食

肝硬化患者应该忌吃高脂肪食物，禁用动物油，可以食用少量植物油。因为肝硬化患者肝脏的胆汁合成及分泌均减少，使脂肪的消化和吸收受到严重影响。进食过多的脂肪后，会在肝脏内沉积，不仅会诱发脂肪肝，还会阻止肝糖原的合成，使肝功能进一步减退。

肝硬化患者的饮食原则是高热量、高蛋白质、高碳水化合物、高维生素，限制高脂肪，这样可以防止肝细胞进一步变性，使损害不甚严重的肝组织再生，为肝脏提供能量，减轻肝脏负担。高蛋白质食物可选用牛乳、鸡蛋清、鱼虾、瘦肉等；高碳水化合物宜选用大米、白面、果汁等；为减少高脂肪，应尽量食用植物油，如豆油、花生油等；高维生素食品选用玉米、水果、绿叶蔬菜，但因蔬菜类体积大、热量低，且影响其他营养的摄入，不宜多吃。

肝脏参与胆固醇代谢，血浆胆固醇的生成又依赖肝脏产生的卵磷脂——胆固醇酰基转移酶，体内胆固醇转化的大部分(80%以上)在肝脏中变成胆汁酸盐，其中部分随胆汁排出体外。在肝脏功能降低时，限制含胆固醇高的食物的摄入量，目的就是减轻肝脏对胆固醇代谢的负担，保护肝脏功能。因此，肝硬化患者不宜吃动物的内脏、蛋黄、蚶肉、螃蟹、松花蛋、鱿鱼等含胆固醇高的食物。

13. 防止便秘

肝硬化患者应该防止便秘。因为食物进入胃肠道后，经过各种消化酶和肠道细菌的作用，分解、发酵、吸收，通过门静脉到达肝脏进行加工，合成人体需要的各种物质，同时将无用的有害物质，如内毒素、硫醇、短链氨基酸、吲哚等进行解毒。

肝脏是人体最大的"化工厂"，人体吸收的营养物质和有害物质都在肝脏内转化代谢。便秘时大便不通畅，细菌分解粪便产生大量的氨，这些有毒的氨很容易通过肠道黏膜吸收进入血液。正常人因为肝脏功能良好，可以把这些氨变成无毒的尿素，通过肾脏排泄出体外。肝硬化患者的肝功能减退，不能及时把有毒的氨转化成无毒的尿素，使有毒的氨进入大脑，造成中枢神经系统的抑制，医学上称为"肝昏迷"或者"肝性脑病"。这是一种严重的肝硬化并发症，有时还会危及患者的生命。

肝硬化患者合并便秘时不仅可能诱发肝性脑病，还可能诱发上消化道大出血。肝硬化患者在用力排解大便时，腹部压力非常高，很容易使本来已经曲张的食管胃底静脉压力进一步升高，导致血管破裂出血。这种出血来势凶猛，表现为呕血、黑便或者血便，常常危及肝硬化患者的生命。

某医院消化科曾救治一例上消化道出血的乙型肝炎肝硬化患者，来的时候4日未便，自觉腹部胀满难忍，在家中自服健胃消食片，未缓解。检查发现其血压基本正常。患者当日上午曾出现体位性低血压，医生有所警觉，这很有可能是上消化道出血的患者，便让其做了血常规、血型、离子、消化系彩超等相关检查，并给予了常规及预防性出血的处置。当日下午4时左右，患者突然想去厕所大便，可是就在用力排便的时候，突然发生呕血，吐出了大量咖啡色血液，约400毫升。医生立即对其给予心电监护、抑酸、止血等对症处置，使患者在医生们的努力抢救下脱离了危险。这是一个由于便秘导致上消化道出血的病例，如果在刚开始便秘的时候就给予处置，或者平时多注意一下自己的生活习惯，也许患者就不会发生上消化道出血的严重后果。

日常生活中，有便秘习惯的肝硬化患者，应多吃一些含纤维素的食物，如白菜、油菜、菠菜等，但不宜多食芹菜、生萝卜等较硬的蔬菜，以免引起消化道出血。肝硬化患者应养成按时排便的习惯。如果患者长期便秘，可以口服中药调理，也可以口服乳果糖，以酸化肠道，抑制细菌的繁殖，使毒素物质减少，同时还可以起到通便的作用。

14. 忌恼怒

中医认为怒伤肝。七情，就是指喜、怒、忧、思、悲、恐、惊七种情志活动。中医认为它是人体对外界环境的生理反应，一般情况下是不会直接置人于病的。但是，倘若情志活动剧烈、过度，超越人体能够承受的限度，并持久不得平静，那就必然影响脏腑气血功能，导致全身气血紊乱。如《黄帝内经·素问·举痛论》说"怒则气上，喜则气缓，悲则气消，恐则气下，惊则气乱，思则气结"，又如"怒伤肝、喜伤心、思伤脾、忧伤肺、恐伤肾"等，都说明了七情的过度偏激对人体的气血、脏腑均有一定的损害。

《黄帝内经·素问·阴阳应象大论》说："怒伤肝，悲胜怒。"王冰注："虽志为怒，甚则自伤。"指大怒导致肝气上逆，血随气而上溢，故伤肝。症见面赤、气逆，头痛、眩晕，甚则吐血或昏厥等。

其实肝病患者的情绪波动、急躁易怒，也是肝病的一种病态表现。俗话说"肝火上炎"，患者也不必过分紧张，只要正确对待，及时疏泻，平时注意培养自己的性情，做到豁达乐观，就一定能战胜不良情绪。另外，也要注意另一种现象，在肝硬化代偿期，较长时间的肝功能稳定，患者的情绪也愉快，往往容易自我松懈，对疾病掉以轻心，有时甚至处于一种情绪亢奋状态，这时就容易忽略一些症状，耽误诊治。

大家都听过"诸葛亮三气周瑜"的故事吧，周瑜怎么会被气死呢？周瑜这位东吴名将，可谓才高八斗，雄姿英发，"谈笑间，樯橹灰飞烟灭"，赤壁之战破曹军百万，为成就鼎立三国之势奠定基础；而且娶小乔，统帅三军，足智多谋，风流倜傥，可谓聚优点于一身。但是，白璧微瑕，金无足赤，人无完人，周瑜有一点心胸狭隘，难以容人，常感叹"既生瑜，何生亮"。他多次想方设法加害诸葛亮，但被其一次次识破，反受其辱，结果气得吐血而亡。"气得你吐血"是老百姓经常骂人的一句话，但是从医学上讲，并非所有人都能被"气得吐血"，只有罹患肝硬化、门静脉高压的人才会发生吐血的情况。这些人往往有易怒、心胸狭隘、争强好胜、难以容人的性格特点，而且好酒贪色。周瑜好酒是出名的，常常是每饮必醉，醉后拔剑起舞，发狂吟诵"丈夫处世兮立功名，立功名兮慰平生"。经常酗酒易导致酒精性肝硬化、门静脉高压症。在情绪激动时，易引起曲张的食管胃底静脉出血，从而吐血、便血，如果出血量大，可以因失血性休克死亡。所以，被气死的周瑜很可能有肝硬化门静脉高压症。

有一个酒精性肝硬化的男患者，本来住院治疗效果非常理想，可是一天有几个亲戚来探望，就去饭馆喝了点酒，回来后他的妻子就埋怨他"喝大酒，钱都花没了，还治不治病了"。该患者平素就爱生气，这次大怒，随即出现面色苍白、四肢湿冷、血压下降等类似休克的表现。我们对其给予常规处置的同时，让其做了床头腹部超声检查，一看报告吓了一大跳，诊断结果为"脾破裂出血"。后来该患者转入外科手术治疗，才脱离了危险。

现实生活中，经常有人说"气得你肝疼""气得你鼓鼓的""气得你吐血"，和这个病很相似。所以奉劝肝硬化患者，为了自己的身体健康，千万不要动怒，要时刻保持轻松愉快的心情。

15. 饮食禁忌

食管胃底静脉曲张是肝硬化引起门静脉高压的一种临床表现，严重时可以引起上消化道大出血，表现为大量呕血和黑便，如果抢救不及时，可以引起失血性休克，甚至死亡。这种情况往往是由于日常生活中的饮食不当而造成的。在临床上，我们严格要求患者坚持软质饮食，甚至流食、半流食；避免食用带刺、带骨的肉类，以及芹菜、韭菜、老白菜、黄豆芽等富含粗纤维的食物；更不能食用硬、脆、干的食物，以防止刺伤血管，导致食管胃底静脉曲张破裂出血。

（1）一定要吃少渣易消化的质软的食物，以防食物划破食管黏膜下扩张弯曲的静脉丛。蔬菜要切碎、制软，避免食用纤维素含量高的根茎类菜。肉类应食用嫩的肉丝、肉末，制软，采用炖、煮、蒸等方法，不食用煎炸的食物。主食以发酵的软食，如面包、发糕及馒头等为好。

（2）避免吃坚硬、粗糙的食物，如粗杂粮、生蔬菜、生果，以及带骨或带刺的鸡、鱼类食物。

（3）少吃产酸、产气的食物，如红薯能使胃酸增加，强烈的胃酸可腐蚀胃黏膜及血管；萝卜、蒜苗等可产气，引起腹胀，增加腹内压。

（4）禁酒及禁食有强烈刺激性的调味品，如辣椒等。

（5）咨询外科及内镜科，必要时采取相应的手术及套扎术等方法治疗。

16. 日常临证诊疗禁忌

肝硬化腹水的出现，提示人体肝脏功能进入失代偿状态，也是肝硬化病人到中、晚期经常出现的症状。除了前述应注意的问题外，肝硬化腹水患者还要严格限制进入体内的盐和水的数量。这种限制本身就是治疗腹水的重要措施。大约有10%的腹水患者仅仅通过严格控制进水量和进盐量，再加上适当的休息和营养，就可以使腹水消退。一般来说，患者每天总进水量应控制在1 500毫升左右。临床上一般以尿量的多少来调整进水量。

对于食盐给肝腹水患者造成的影响，一般认为，普通腹水患者每天进食的盐量，只能相当于正常人的 1/4（约 2 克氯化钠）；严重的腹水患者则要禁盐，可用无盐酱油来调味。有些食物（如面包）中含有大量的盐，腹水患者在选择时要加以考虑。有的医生认为，在使用利尿剂的情况下，进食的盐量不必严格控制。但是大量的资料说明，低盐对减轻腹水的形成总是有利的，所以还是低盐为好。

腹水患者常常表现为血清白蛋白较低，因此适当地提高患者食物中蛋白质的含量是十分必要的。患者可以根据病情，多服些赤小豆活鱼汤、牛肉糜等高蛋白食物。如有肝性昏迷先兆的人，应严格控制蛋白质的进量，以免诱发肝昏迷。

肝硬化患者在出现腹水后，容易产生食欲不振、出现悲观失落的情绪，此时除了进行治疗外，还应在饮食上加以调整。那么，什么样的饮食适合肝硬化腹水患者呢？

肝硬化合并腹水时，患者由于腹胀和食欲不振，蛋白质摄入量减少，再加之从腹水中损失的蛋白质，使体内蛋白质含量降低，故要增加高蛋白饮食，如鱼、瘦肉、鸡蛋、乳类、豆制品等，每天每千克体重给予 1.5~2.0 克。当有肝性脑病先兆时，应限制蛋白质的摄入量，每天每千克体重给予 0.5~1.0 克。

患者日常饮食要以米、面为主食，满足每日摄糖量在 400 克左右，为身体补充足够的热量。除主食外，患者不要另外食用白糖、蜂蜜、甜点等含糖量高的食品，以免诱发糖尿病、过度肥胖等。为补充维生素及矿物质、微量元素，患者可进食新鲜蔬菜和水果。另外，患者摄入脂肪量不宜太多，否则会加重肝脏负担，还可能出现脂肪肝。

肝硬化腹水患者的饮食性质应细软、易消化，并少食多餐。为防止食管静脉曲张、破裂出血及加重病情，不要让患者食用油煎、油炸、硬、脆、干的食品和饮酒。对肝硬化腹水患者进行正确的日常生活饮食护理，是为其更好地稳定病情打下基础。

参考文献：

［1］Lawrence S.Friedman,Emmet B.Keeffe. 肝病手册［M］.
牛俊奇，张清泉，丁艳华，译.天津：天津科技翻译
出版公司，2007.

［2］刘立昌，桂颖.百病禁忌［M］.长春：吉林科学技术
出版社，1994.

［3］艾琴.养生与禁忌［M］.西宁：青海人民出版社，
1998.

［4］国家中医药管理局医政司.24 个专业 105 个病种中医
临床路径（合订本试行版）［M］.国家中医药管理局，
2012.

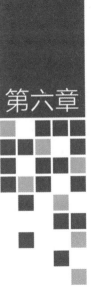

肝癌

老王是一家化工厂的退休工人，54岁，是我一个朋友的亲属，他有段时间乏力、食欲不振，因此到某三甲医院诊病。医生仔细询问了病情，了解到他乏力已有半年，没有其他疾病史，有饮酒史，20年前因外伤有过输血史。至该院门诊之前，他曾在当地治疗1个月（具体用药不详），病情时好时坏。查体结果为：巩膜黄染，肝区叩击痛阳性。乙肝两对半：HBsAg(+)，HBeAg(+)，HBcAb(+)；丙型肝炎抗体：阴性；肝功：总胆红素46毫摩尔/升，谷氨酰转肽酶960毫摩尔/升，碱性磷酸酶850毫摩尔/升；甲胎蛋白286微毫克/升。消化系彩超显示：肝硬化，原发性肝癌。随后患者被收住到疗区，住院治疗2周，病情有所好转，尿色变浅。可是患者家属没有认清肝癌的实质，总觉得效果不是很明显，认为只要治疗了就应该马上好起来，于是2周后他们办理了出院手续。他听朋友说昆明有一个地方能治好肝癌，治一个好一个，于是扑奔而去。后来听说到了那里以后，他病情一度恶化，黄疸持续上升，体温上升至41℃。就这样，他又接连换了好几个地方治疗，最后转到了北京的一家医院，住院治疗半个月后因肝衰竭去世。

尽管原发性肝癌没有特殊的治疗方法，但是早发现，到正规医院及早规范化治疗是可以延长病人生存期的。上述患者是肝硬化肝癌，这是个惨痛的教训。"有病乱投医"的心情我们可以理解，但是不相信科学，却盲目去寻求所谓的"疗效"是不可取的。有句话叫"不能只见肿瘤不见人"，原发性肝癌患者被确诊的时候，大都已经失去了手术的机会，处于疾病终末期，这时通过中、西医两法配合治疗，加上患者良好的心态，生存时间相对来说都比较长。这时我们应该遵循"人性化治疗"的原则，减轻病人痛苦，延长生存期，让其少花钱、治大病，以免造成"人财两空"。

肝癌作为"癌中之王"，发病势头极其凶险，恰当的治疗固然重要，然而肝癌患者的日常生活保健更是占有不可或缺的地位。那么肝癌患者应该注意什么呢？

一、什么是肝癌

1. 概述

肝癌是我国常见恶性肿瘤之一，死亡率高，在恶性肿瘤死亡序位中仅次于胃癌、食管癌而居第三位，在部分地区的农村中则占第二位，仅次于胃癌。全世界每年有25万人死于肝癌，我国约占其中的40%。由于依靠血清甲胎蛋白检测结合超声显像对高危人群的监测，可使肝癌在亚临床阶段即可诊断，早期肝癌切除的远期效果尤为显著。加之积极综合治疗，已使肝癌患者"五年生存率"有了显著提高。

2. 病因

我国肝癌的主要病因，有病毒性肝炎感染，食物中的黄曲霉毒素污染，以及饮水污染。

（1）已知的肝炎病毒至少有甲、乙、丙、丁、戊等类型，与肝癌有关的主要为乙型与丙型肝炎。肝癌患者中约有 1/3 的人有慢性肝炎史，乙型肝炎表面抗原阳性率明显高于低发区，目前发现丙型肝炎病毒感染和乙型肝炎病毒感染一样，与肝癌发病有密切的关系，乙型肝炎病毒和丙型肝炎病毒肯定是促癌因素之一。

（2）一般而言，肝癌患者中合并有肝硬化者约占 70%，近年来发现丙型病毒性肝炎发展为肝硬化的比例不低于乙型肝炎。

（3）动物实验证明，黄曲霉素的代谢产物为黄曲霉毒素 B_1，有强烈的致癌作用，存在于霉变的玉米、花生等食品中，食品被黄曲霉毒素 B_1 污染严重的地区，肝癌的发病率也较高。亚硝胺类、偶氮芥类、酒精、有机磷农药等均是可疑的致癌物质。

（4）一些饮用水常被多氯联苯、氯仿等污染。近年来科学家发现池塘中生长的蓝绿藻是强烈的致癌物质，可污染水源。寄生虫病如华支睾吸虫感染可刺激胆管上皮增生，可导致原发性胆管癌。

（5）酒精致癌至今尚无实验室依据，但是一些报道称酒精有间接促癌作用。而且一些流行病学研究指出，饮酒与肝细胞癌危险性的增加有关。

3. 症状

肝癌起病常隐匿，多在肝病随访或体检普查中应用甲胎蛋白及超声检查中偶然发现。此时患者既无症状，体格检查亦缺乏肿瘤本身的体征，此期为亚临床期。一旦出现肝癌症状，而来就诊者病程大多已进入中、晚期。不同阶段的肝癌，临床表现有明显差异。

腹部的疼痛或不适和消瘦是最常见的。肝癌患者有时候会肝脏破裂，表现类似急腹症。有很多人在被确诊为肝癌的时候并无症状，是意外发现或在高危者筛选时才发现。

4.常用诊断标志物

肝细胞癌：①肝细胞抗原，肝细胞特异性，不能区别肝细胞性肿瘤的性质；②磷脂酰肌醇蛋白聚糖3；③CD34（标记肿瘤新生血管）；④多克隆性癌胚抗原（肝细胞特异性，不能区别肝细胞性肿瘤的性质）；⑤CD10（肝细胞特异性，不能区别肝细胞性肿瘤的性质）；⑥精氨酸酶1（肝细胞特异性，不能区别肝细胞性肿瘤的性质）；⑦热休克蛋白70；⑧谷氨酰胺合成酶；⑨甲胎蛋白。

5.治疗

早期治疗是改善肝癌预后的最主要因素。早期肝癌应尽量采取手术切除，不能切除的"大肝癌"亦可采用多模式的综合治疗。

病人手术后属于术后康复期，在康复期的治疗也是尤为重要的。因为复发和转移概率是很高的，术后残余的癌细胞会不定时地向各部位转移，所以术后要加强巩固治疗。用西医手术治标，术后康复期用中药辨证来治本，所谓"急则治其标，缓则治其本"，这样中西医结合，标本兼治，才能取得很好的效果，否则等癌细胞转移后再治疗就比较晚了。

中医治疗：健脾补中贯穿治疗始终，以调理气机为先，适当运用清热解毒，辨证论治。肝热血瘀，治以清肝解毒、祛瘀消症，龙胆泻肝汤合下瘀汤；肝盛脾虚，治以健脾益气、泻肝消症，六君子汤合茵陈蒿汤；肝肾阴虚，治以滋阴柔肝、凉血软坚，一贯煎加减。

二、临证诊疗禁忌要点

1.饮食临证诊疗禁忌

在肝癌早期，患者常有食欲减退、恶心、肝区疼痛、腹胀、乏力等。在此阶段,肝细胞分泌胆汁功能降低,胆汁生成减少,这样会直接影响食物中脂肪的消化吸收。如果摄入脂肪较多,不仅会加重腹胀、消化不良等,还会加重肝脏的负担。因此,肝癌患者禁忌食用脂肪含量较高的食物。

因大多数肝癌患者都有肝功能的减损,故饮食宜清淡、易消化,不宜进食过多的高蛋白食物,否则会加重肝脏、肾脏的负担,甚至可能诱发肝性脑病(肝解毒能力下降,过多的蛋白质分解产生大量的氨积聚在血液中,进入大脑,使患者出现精神症状,甚至昏迷、死亡)。另外,辛辣刺激、粗硬的食物也应避免,因为原发性肝癌患者易出现门静脉癌栓,引起门静脉高压,可致食管胃底静脉曲张,一旦饮食不当,可引发消化道出血,危及生命。最后还要提醒大家:原发性肝癌患者一定要注意饮食卫生,不洁饮食可引起肠道感染,最终可能诱发危及生命的严重并发症。

因此,肝癌患者禁忌食用油煎、油炸食物,这些食物往往硬而脆,细细咀嚼后仍然会存留小硬渣,经过食管时与曲张的静脉产生摩擦,会导致上消化道出血的严重后果;少食富含粗纤维的蔬菜和水果,如芹菜、黄花菜、紫菜、海带、广梨、竹笋等,即使食用也应煮软、熬烂,并细嚼慢咽;吃苹果、梨及其他水果时,尽可能削皮,有条件者可以用食品加工器将水果打成果泥或果酱食用。

肝癌患者能量和物质消耗较大,必须保证有足够的营养摄入。衡量病人营养状况的好坏,最简单的方法就是能否维持体重。而要使体重维持正常的水平,最好的办法就是保持膳食平衡,还应要求病人多食新鲜蔬菜,而且应有一半是绿叶蔬菜。

肝癌被称为“癌中之王”,病情复杂,症状众多,但早期多不明显,常见有肝区疼痛、上腹胀满、上腹肿块等。病情发展非常迅速,可以出现乏力、消瘦、恶病质,并发症有肿瘤破裂、消化道出血、肝昏迷、少尿无尿即“肝肾综合征”导致死亡等。正

确的饮食对于肝癌的治疗和预后具有非常重要的影响，具体应该
做到：

（1）在饮食的选择上加以注意。肝癌患者禁忌的食物有：公鸡、
西洋鸭（番鸭）、猪头肉、虾、蟹、螺、蚌、蚕蛹、羊肉、狗肉、
黄鳝、竹笋、辣椒、油炸食品、烟酒等（部分为民间认为的发物）。
当然也很难一一解释清楚，个别患者吃了这些食物也不一定就会
出事，但客观地说，禁用这些食物让人放心。

（2）在饮食的数量上加以限制。病人脾胃不好，吃什么都应
适可而止，不暴食，不偏食，还要注意水果的补充。

肝癌患者多有食欲减退、腹胀等消化不良的症状，故应进食
易消化的食物，如酸梅汤、鲜橘汁、果汁、姜糖水、面条汤、新
鲜小米粥等，以助消化而止痛，进食切勿过凉、过热、过饱。肝
癌患者常见恶心、呕吐、食欲不振，宜食开胃降逆的清淡食物，
如杏仁露、藕粉、玉米糊、金橘饼、山楂糕等易于消化的食物，
忌食荤油、肥腻食品。

维生素：维生素 A、维生素 C、维生素 E、维生素 K 等都有
一定的辅助抗肿瘤作用。维生素 C 主要存在于新鲜蔬菜、水果中。
胡萝卜素进入人体后可转化为维生素 A，所以肝癌病人应多吃胡
萝卜、菜花、白菜、无花果、大枣、萝卜、南瓜、香蕉、梨、苹果、
乌梅、猕猴桃等。

无机盐：即矿物质。营养学家把无机盐分为两类。一是常量
元素，如钙、钠、钾、磷、铁等；二是微量元素，如硒、锌、碘、铜、
锰、锗等。科学家发现，硒、铜、镁、铁等矿物质具有抗癌作用，
肝癌患者应多吃含有这类物质的食物，如香菇、玉米、蛤、糙米、
豆类、南瓜、大白菜、圆白菜、枸杞子、山药、灵芝等。

肝癌患者术后多因伤及气血而致全身乏力、四肢酸软、纳差
自汗，所以饮食应以益气养血为主，可食用鲫鱼汤、乌鸡汤、桂圆、
银耳，忌食坚硬、生冷食物。

2. 忌丧失信心

当患者知道自己得了癌症时，产生一系列复杂的心理反应是不足为怪的。关键在于是恐惧、绝望，还是抗争、自信。这个决定非常重要，关系着患者的预后。

现代医学认为，信心产生作用是在健全的心理和理智基础之上的，是通过复杂的心理和生理作用来实现价值的。科学研究证明，每个人的机体内部都有一种超乎寻常的潜能。这种潜能一旦被激发出来，将使人得到意外的收获，甚至会出现奇迹，而信心就可激发这种潜能。信心，是战胜癌症的先决条件。有信心，才能激发拼搏精神、保持坦然心境，才能挖掘自身抗癌的潜在能力，从而战胜癌症。

肝癌在我国是高发疾病，如果已经在医院确诊，患者及家属一定要镇定，要正确面对现实。首先，患者家属一定要头脑冷静，鼓励患者战胜疾病，增强治疗疾病的信心。尽量避免让患者知道自己的病情，防止患者情绪波动，也不要让患者生气、忧愁。同时要给患者安排合理健康的饮食，以创造良好的治疗和休息环境。其次，要排除患者的绝望心理，使其树立战胜疾病的信心。得了肝癌的人都有天塌下来的感觉，对治疗来说，最怕的就是患者心理的恐惧。一切治疗措施都需要患者采取积极的态度，不可消极从事，例如，可以尝试着去改变不利于疾病恢复的饮食、起居习惯等，使之适合疾病恢复的需要。

要相信癌症是一种疾病，相信体内的免疫系统是癌症的克星，相信抗癌的治疗是支援体内防御的盟友。由此可见，抗癌的根本是立足于信心。

（1）要抱着"既来之，则安之"的积极态度。一个人一旦被告知确诊自己患了癌症，无疑心情会十分沉重。在这个痛苦的事实面前，很多人往往陷入不知所措的境地。这时，患者应尽快地恢复镇定和自信，在思想上要乐观处世。只有在精神上不被癌症所压倒，心理上保持平静，方能下定决心，顽强地战胜疾病。病人的自信，加上治疗方案的正确实施，以及医生和家属的积极相互配合，往往可大大开拓战胜癌症的前景。

（2）经常阅读一些癌症患者同癌魔做斗争而康复的事例文章，从中激发自己同癌症做斗争的必胜信念。

（3）随时将自己同癌症进行斗争的成功经验和良好反应记录下来或者讲给亲人、朋友听，经常与同室病友或癌友交流信息、交换经验、不断总结，坚信有盾必有矛、一物降一物的自然法则。只有坚定信心，才能变被动为主动，从而为科学的、精心的治疗创造必要的条件。

某院消化内科疗区曾有一个患者高某，是下岗职工。7年前的一个早晨，他突然感到右肋岔气儿似的疼痛，到当地医院检查，消化系彩超报告显示为原发性肝癌，随后入院手术。医生预言他仅能再活半年左右。抱着一丝求生的希望，他来到了该院消化科。医生给予中医中药辨证治疗，经过和患者的共同努力，奇迹出现了，7年过去了，他仍然活着。高某术后面对死神的威逼，丝毫没有退却，而是怀着坚定乐观的信念与病魔斗争，顽强地走在这条漫长的路上，使肿瘤奇迹般地被控制住了，病情一直很稳定。患者现在仍然在坚持服用中药，7年如一日，他说："没有中医药就没有我的今天，我要感谢老祖宗给我们留下的宝贵遗产。"

肝癌是一种特殊的慢性病，患者要抱着一份坚持和积极乐观的心态去治疗。得了肝癌，患者不必惊慌失措，家属也不必过于焦虑，很多患者经过规范化治疗后，可以延长生命。但也不能急于求成，祈求"一步到位"，因为肝癌治疗过程复杂，有些治疗需要多个疗程或根据病人复诊结果随时调整治疗方案。肝癌患者有时易躁易怒，家人要给予谅解和忍让，多给安慰和鼓励，毕竟只有心情舒畅才有利于病情的恢复。保持乐观、积极向上的心态，主动参与治疗，多数患者的病情都可得到不同程度的改善，甚至可以创造奇迹。

肝病患者本身就易产生疲劳，克服疲惫，首先要从保证充足的睡眠和休息开始，减少消耗体力的活动，不要过度地看电视和上网，锻炼身体以不加重疲劳为宜。对伴有疼痛、恶心、呕吐的患者，给予适当的止痛、止吐等对症治疗也很有必要。适当多饮白开水，以加速身体代谢废物的排出，也能对增加身体的舒适感有一定的帮助。

3. 忌有病乱投医、轻信偏方

如果怀疑自己患有肿瘤，应该尽早去专科医院全面检查；如果已经确诊，就要抓紧时间选择有经验的医生治疗。

达到手术指征的患者要抓紧时间去手术，以免耽误治疗时机。如果肝癌发现得早，手术治疗的效果还是比较令人满意的。但是绝大多数肝癌患者发现的时候都是中、晚期了，往往已经失去了手术机会，这时候中医中药治疗肝癌的优势就体现出来了。有很多肝癌患者已经失去手术机会，有的不宜进行放疗、化疗，有的手术后发生复发和转移。通过中医辨证论治，同时配合中药塌渍联合红外线疗法，大多数都取得了良好的效果，大大提高了患者的生存质量，延长了患者的生存期，有的生存期甚至超过了 5 年，处于常年的"带瘤"状态。

曾经有一个原发性肝癌患者，本来通过中医中药的治疗，病情已基本稳定，一般状态较好，可是患者家属不了解肝癌的性质和本质，时时抱有一丝希望，认为住院快一个月了怎么肿瘤就没有消失，和刚来的时候没太大区别，看广告后转到了外省一家新成立的小医院，说那里有治好肝癌的。到了那家医院后，患者钱没少花，罪没少遭，病情每况愈下，不久就离开了人世，最后"人财两空"。事实证明，治疗肝癌只有在正规的医院，进行规范化、系统化、人性化治疗才是正道。

笔者再讲述一个真实的例子。有一个患者得了肝癌，听说黑龙江某地有一个老大夫,专门治疗肝癌,都治愈很多例了,于是抱着试试看的态度就去了。回来的时候他拿了一个月的药,一共三种,一种丸药,一种颗粒药,还有一种西药片。吃完了那个老大夫的药后他就连拉带尿,并伴有胃痛,乏力也越来越明显,后来有点虚脱了。患者家属把病人和药物都带至某三甲医院,医生发现原来那种西药片就是呋塞米片,也就是速尿片,是一种排钾利尿药。诊疗医生想患者长时间进食较少,且乏力明显,是否存在低钾血症呢?于是立刻让病人去检验科检查血清钾离子,结果回报:钾离子 2.50 毫摩尔 / 升(正常值:3.50 毫摩尔 / 升 ~5.50 毫摩尔 / 升)。医生当时很气愤,呋塞米对患有低钾血症的人是不可以用的,因为钾离子过低可致心脏骤停而死亡。这个时候听患者说那个老大夫夸下海口,说一个月就可以治好,医生气极了,就把电话打了过去。和那个"老大夫"通话后,说了几句,她发现电话这头的人也懂医术,说话支支吾吾,在医生的质问下把电话给挂了。唉,这种"老大夫"是应该责怪,但更应该责怪的是病人自己,是姜太公钓鱼——愿者上钩啊!

肝癌是威胁人类生命的大敌。特别是目前尚未查出准确的病因,也没有什么特效药的情况下,必须靠患者振奋精神,用顽强的毅力与它做长期的抗战,保持一个积极乐观的心态。《黄帝内经·素问·上古天真论》曰:"恬淡虚无,真气从之,精神内守,病安从来。"切忌病急乱投医,相信什么偏方、秘方,它只能是在特定条件下偶然出现的疗效,但往往带有较大的危险性,治疗不当会导致生命危险。更不能盲目相信街头巷尾张贴的小广告,以免上当受骗。有病一定要到大型专业的医院就诊,依靠先进科学的仪器查出病灶,以选择最佳治疗方案。

肝癌患者和家属往往抱着一种侥幸的心理,经常会从亲友那里或从某些书本上得到社会上流传的治疗肝癌的偏方或秘方。药物之多,让人不知道从何下手,是用还是不用呢?其实大家不用烦恼，可以这样做，如果目前的治疗是有效果的，病情也很稳定，还是应该继续接受医院现有的治疗方法，以免造成不良的后果。如果医院的治疗方法确实没有效果，而且自己又很想试一试偏方、秘方，最好把药方拿给有经验的中医师看看，请他们来决定是否可以应用。说到底，中药治疗肝癌应该是辨证论治，中医讲"宿邪宜缓攻"，不能急于一时，肝癌病机复杂，不是一味药物、一个药方能够解决的，应该根据不同时期、不同病情，辨证采取不同的方药治疗。

4.忌急躁、悲观、恐惧心理

肝病患者大多都有急躁的心理，有一些患者经过一段时间的正确治疗后，症状减轻，体力得到恢复，病灶也得到了控制，病情有所好转，但有时也会出现反复。这时患者一定不要急躁，更不要丧失信心，而是应该找出病情反复的原因。一般病情反复的原因主要有：劳累过度，休息不好；情志因素，比如外来因素导致生气；饮食不洁；外来的精神刺激；治疗方案虽然正确，但未能坚持治疗。

其实肝癌患者的病情反复是难免的，既要排除导致病情反复的原因，又要调整自己的状态，使自己的生活恢复到原来治疗效果较好的环境，比如当时采用了什么样的饮食，如何休息、活动等等。一定不要丧失信心、不知所措，这点非常重要。

原发性肝癌患者在日常生活中应注意保持一种较为平静的心态，积极配合医生治疗。俗话说"怒伤肝"，所以，肝癌患者在日常生活中应该注意避免情绪的过分波动，不能一着急则立马就办、一恼怒则得理不饶人。患了肝癌，并不是说患者什么事也不能做，可根据自己的实际情况做一些力所能及的事情。可适当做一些较轻的家务活或进行一些轻微的体育活动，如散步、打太极拳、练气功等，但应以自己不感到疲劳为原则，且一定要避免重体力的劳动及剧烈的体育活动。因为情绪的激动、重体力的劳动及剧烈的活动都可能诱发肝癌破裂出血而危及生命，要知道，肝癌破裂出血是肝癌患者最常见的死亡原因之一。

知道自己得了肝癌的人难免会产生悲观情绪和恐惧心理。这种悲观情绪和恐惧心理的产生，一是由于自身疾病的痛苦；二是治疗无效；三是对肝癌的认识并不完全，认为肝癌是不治之症。患者由此对未来失去信心，消沉悲观的情绪和恐惧心理因此产生，并日渐加重。

某些肝癌患者性情急躁易怒，得病后不能控制自己的情绪，殊不知此为肝病之大忌。中医讲七情在肝为怒，暴怒伤肝，肝郁不舒，或肝气暴亢，乘脾犯胃，化源匮乏，使肝体失养，脾胃失和，正气受损，则病势转重。有些患者或嗜食肥甘厚味，或贪食生冷辛辣，均可损伤脾胃，使湿浊内生而加重病情。也有一些患者对治疗丧失信心，忧伤过度，劳伤心神，使病情反复加重。肝藏血，肾藏精，精血同源，久病则肝肾之阴日益耗损，这些均是导致肝癌难以改善的重要因素。不良情绪对疾病有负面影响，所以患者要时刻保持良好的心态，树立战胜疾病的信心。

那么如何改变肝癌患者的这种状况呢？中医认为"心藏脉，脉舍神，心气虚则悲""神不足则悲"，可见心虑、神不足是悲观的病机。因此，补心神即可改变悲观的情绪，如服天王补心丹等。中医认为"思胜恐""肝藏血，血舍魂，肝气虚则恐""血有余则怒，不足则恐"，所以补血使肝血充足，可以消除恐惧心理，如服补肝汤等。

我国是肝脏肿瘤的多发国家，每年约有 30 万名肝脏肿瘤患者，肝癌以极高的恶性程度被称为"癌中之王"。肝癌患者为何会产生恐惧心理，关键是对肝癌的常识缺乏了解，很容易受社会上不科学观点的影响。在生命的得与失面前，很多人都会产生恐惧心理，实属正常现象。癌症，尤其是晚期癌症，在目前的医疗科技条件下仍属不治之症，所以患者更容易产生恐惧心理。像肝癌患者在得知自己患了肝癌以后，多数都有被判死刑的感觉，恐惧此时也就成了他们的第一个心理反应，但如果患者一直处于这种心理状态，对病情的康复自然是十分不利的。那么，护理人员及患者家属所要做的工作就是如何解除肝癌病人的恐惧心理。以下为一些要点，仅供参考。

恐惧产生的相关因素：环境改变，手术，死亡威胁。

临床上的主要表现：自诉恐慌、惊惧、心神不安；有哭泣、逃避、警惕等行为；活动能力减退，疑问增多；心跳加快，血压升高，呼吸短促，注意力分散，易激动，肠胃活动减退等。

措施：第一，评估病人恐惧的表现，协助病人寻找恐惧的原因。第二，加强心理护理，向病人解释保持乐观情绪的重要性。第三，为病人创造安全、舒适的环境，如多与病人交谈，但应避免自己的情绪反应与病人的情绪反应相互起反作用；帮助病人尽快熟悉环境；用科学、熟练、安全的技术护理病人，以取得病人的信任；减少对病人感觉的不良刺激，如限制病人与其他有恐惧情绪的病人或家属接触。第四，帮助病人减轻情绪反应，包括鼓励病人诉说自己的感觉；应理解病人，耐心倾听其诉说，帮助其树立战胜疾病的信心；分散病人的注意力，如听音乐、相声，看喜剧小品，与人交谈等；消除对病人产生干扰的因素，如解决失眠等问题；帮助病人正确估计目前病情，以配合治疗及护理。

5. 忌饮酒

肝癌患者应该严禁饮酒。饮酒虽不能直接导致癌症，但它却是致癌物的"帮凶"，不仅会使病情恶化，还能抑制免疫系统，使人失去抵抗能力。特别是长期饮用烈性酒，很可能促发癌细胞生长，诱发食管癌、胰腺癌、胃癌等。那么饮酒为什么会导致肝癌呢？

长期饮酒者易得癌症，或易使肝癌加重，这要先从酿酒的原料上找原因。大米、高粱、玉米等粮食是酿酒的主要原料，如果保存不当，发霉变质的粮食含有大量黄曲霉毒素，酿酒时的温度无法将这些毒素杀死。黄曲霉毒素属强致癌物，加上酒中醇类和醛类的刺激，极易诱发癌细胞增殖。

长期饮酒会造成酒精性肝硬化，肝硬化是肝癌的发病基础。患肝炎、肝硬化的人必须戒酒。长期嗜酒会使人身体和心理产生一种酒精依赖，或叫酒精成瘾。酒精进入人体后，大部分依靠肝脏进行代谢，在代谢过程中所产生的人体自身不能完全清除的氧化剂、超氧化物、自由基等物质，对人体的毒性很大，是导致酒精性肝病如脂肪肝、肝硬化等的主要原因。大量研究表明，约58%的肝癌是喝酒喝出来的，饮酒与肝癌关系密切。如果长期饮酒或过量饮酒，特别是常饮高度酒，就会使肝细胞反复发生脂肪变性、坏死和再生，导致肝硬化，最终转化为肝癌，由肝硬化转化成肝癌的比例高达70%。如果每天食用奶制品，比如牛奶或酸奶，患上肝癌的概率将比普通人减少78%；如果每天坚持食用新鲜水果，患肝癌的概率可减少52%。

6.肝癌术后饮食临证诊疗禁忌

有腹水的患者饮食不要过咸，应限制食盐摄入量，以免导致体内钠水潴留，加重腹胀、腹水，给临床治疗带来困难，一般食盐用量不超过每日2克。

患者进行肝脏手术后，短期内肝功能不全，影响肠道的脂肪消化吸收，因此以易消化、低脂肪、低蛋白饮食为宜，并要遵循少食多餐的饮食原则。

肝癌常伴有肝硬化，因此不要吃过硬的粗纤维食物，少吃过热、过冷、辛辣及刺激性食物，以防食管胃底静脉曲张破裂而引起大出血。

参考文献：

［1］王永宽，康春茹.肝癌防治270问［M］.北京：金盾出版社，1994.

［2］Lawrence S.Friedman,Emmet B.Keeffe.肝病手册［M］.牛俊奇，张清泉，丁艳华，译.天津：天津科技翻译出版公司，2007.

［3］梁扩寰,李绍白.肝脏病学[M].北京:人民卫生出版社，2003.

［4］中国抗癌协会肝癌专业委员会，中华医学会肝病学分会肝癌学组，中国抗癌协会病理专业委员会，等.原发性肝癌规范化病理诊断指南（2015版）［J］.临床与实验病理学杂志,2015（3）.

［5］刘会春.中国原发性肝癌治疗指南解读［J］.肝胆外科杂志.2013（2）.

［6］国家中医药管理局医政司.24个专业105个病种中医诊疗方案（合订本试行版）［M］.国家中医药管理局，2012.

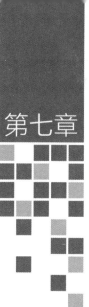

第七章

酒精性肝病

| 案例 |

肖某，53岁，汽车司机。最近一段时间经常出现胃痛、泛酸、食欲不振等症状，他没有在意，只当是普通的老胃病，吃了点儿健胃消食片、酵母片等药物，病情时有好转。但是近日来他再服用这些药物已经没有效果，病情反而加重，因此来到某院消化科门诊治疗。患者来了之后，医生望诊见他面色黧黑，并可见多枚典型的蜘蛛痣，头发枯槁稀疏，查体显示：肝掌阳性，腹部膨隆，移动性浊音阳性，双下肢凹陷性水肿。患者舌质紫暗、舌苔黄腻、脉弦滑，乍一看，属于典型的酒精性肝病患者。医生追问患者病史，其自述有20余年饮酒史，每日饮酒量折合酒精含量约100克。之后又给予患者检查肝功、消化系彩超、血常规及胃镜，理化检查回报：肝功中度改变，以谷丙转氨酶和谷氨酰转肽酶升高为主，符合酒精性肝炎酶学改变。超声回报：肝硬化，脾大，腹水（中等量）。胃镜显示：慢性浅表性糜烂性胃炎，门脉高压性胃病，食管静脉曲张（中度）。诊断为酒精性肝硬化腹水合并门静脉高压性胃病。在他住院后，医生给予其中医辨证及西医对症治疗，嘱其戒酒，注意休息。患者1周后病情好转，治疗1个月后病情平稳，肝功基本正常，临床症状及体征消失。

　　肖某是酒精性肝病的典型病例。据统计，世界上有 1 500 ～ 2 000 万人酗酒，其中 10% ～ 20% 的人有不同程度的酒精性肝病。在我国，也有不少人嗜好饮酒。适量饮酒对大多数正常人的健康并没有损害，少量饮用某些酒，如葡萄酒，对身体还有一定的好处。但是，长期过量饮酒，特别是饮用高度数的酒，就会使人体肝细胞反复发生脂肪变性、坏死，最终导致肝硬化。

　　在社交活动中离不开酒，亲朋好友相聚少不了要喝上几杯，特别是中国人的餐桌上酒是不可缺少的饮品，有许多人都沉溺在一种所谓"感情深，一口闷""感情铁，喝吐血"的饮酒恶习中。古今中外，不论达官贵人或贩夫走卒，文明社会或落后地区，人们对酒的需求似乎没有太大的差异。

　　酒精性肝病在西方人中是较常见的，因喝酒导致肝硬化致死的比率名列欧美国家死亡原因的前五名，中国则是因病毒性肝炎造成的慢性肝病肝硬化占多数。特别是近年来，随着经济的发展和生活水平的提高，人们对酒的消耗量也快速增长。应酬一多，喝酒的机会就增加，患酒精性肝病的人也逐渐增多。如果本身已有慢性病毒性肝病再饮酒过量时，肝病即会加速恶化，因而酒精性肝病也是值得重视的肝病。那么，到底什么是酒精性肝病，患有酒精性肝病的人应该注意什么呢？

一、什么是酒精性肝病

　　酒精性肝病，包括酒精性脂肪肝、酒精性肝炎、酒精性肝纤维化、酒精性肝硬化和肝细胞癌等。嗜酒者中，约 2/3 的人可发展为酒精性肝病。乙醇进入肝细胞后，经肝乙醇脱氢酶、过氧化氢物分解酶和肝微粒体乙醇氧化酶氧化，形成乙醛。乙醛对肝细胞有明显的毒副作用，使其代谢发生阻碍，导致肝细胞的变性和坏死。

酒精性肝病是由于人们长期过度饮酒，造成肝细胞中脂肪沉积、变性、坏死，最终导致肝纤维化和肝硬化，甚至可能引起肝癌。

1. 三种类型

酒精性肝病主要包括酒精性脂肪肝、酒精性肝炎和酒精性肝硬化三种类型。

酒精性脂肪肝一般没有症状，有人可出现乏力、倦怠、食欲不振、腹胀、恶心、呕吐等症状，还会有肥胖、肝脏肿大等体征。

酒精性肝炎患者发病前往往短期内曾大量饮酒，临床表现除了有酒精性脂肪肝的症状外，还有发热、腹痛、腹泻等，且有明显的体重减轻等体征。患者可出现贫血和中性粒细胞增多、酶学指标升高、血清胆红素增高等。

酒精性肝硬化患者可出现体重减轻、食欲不振、腹痛、乏力、发热、尿色深、齿龈出血等症状。肝硬化失代偿期可出现黄疸、腹水、浮肿、上消化道出血等症状，实验室检查可有贫血、白细胞和血小板下降、血清白蛋白降低和球蛋白增高等。

2. 发病机制

肝脏是酒精代谢、降解的主要场所。酒精是以乙醇对肝的直接毒性作用为基础的。

（1）NADH/NAD＋比值增高。

乙醇氧化脱氢过程留下过多的还原型辅酶 I（NADH），使 NADH/NAD＋比值增高，进而引起脂肪酸的氧化能力降低和三酰甘油合成上升。

（2）乙醛和自由基的损害作用。

乙醛是乙醇的中间代谢产物，具有强烈的脂质过氧化反应和毒性作用。自由基是酒精在肝细胞微粒体氧化系统的作用下产生的。二者均可损伤肝细胞的膜系统，影响肝细胞的功能。

（3）刺激贮脂细胞产生胶原。

此为酒精性肝硬化的重要机制。

（4）乙醇的肝损害作用。

乙醇可直接损害肝细胞内微管、线粒体的功能和膜的流动性，影响蛋白质输出和脂肪代谢等，为肝细胞脂肪变性和坏死的重要基础。

3. 酒精性肝病临床诊断标准

（1）有长期饮酒史，一般超过 5 年，折合乙醇量男性 ≥ 40 克 / 天，女性 ≥ 20 克 / 天，或 2 周内有大量饮酒史，折合乙醇量 >80 克 / 天。但应注意性别、遗传易感性等因素的影响。

乙醇量 (克)= 饮酒量 (毫升)× 乙醇含量 (％)×0.8。

（2）临床症状为非特异性，可无症状，或有右上腹胀痛、食欲不振、乏力、体重减轻、黄疸等；随着病情加重，可有神经精神症状和蜘蛛痣、肝掌等表现。

（3）血清天冬氨酸氨基转移酶 (AST)(Ⅱ–2)、ALT(Ⅲ)、γ– 谷氨酰转肽酶 (GGT)、总胆红素 (TBil)(Ⅲ)、凝血酶原时间 (PT)(Ⅲ)、平均红细胞容积 (MCV)(Ⅱ–2) 和缺糖转铁蛋白 (CDT)(Ⅱ–2) 等指标升高。其中 AST ／ ALT>2、GGT 升高、MCV 升高为酒精性肝病的特点，而 CDT 测定虽然较特异但临床未常规开展。禁酒后这些指标可明显下降，通常 4 周内基本恢复正常 (但 GGT 恢复较慢)，有助于诊断。

（4）肝脏超声检查或 CT 检查有典型表现。

（5）排除嗜肝病毒现症感染以及药物、中毒性肝损伤和自身免疫性肝病等。

符合第 1~3 项和第 5 项或第 1、2、4 项和第 5 项可诊断酒精性肝病；仅符合第 1、2 项和第 5 项可疑诊酒精性肝病。符合第 1 项，同时有病毒性肝炎现症感染证据者，可诊断为酒精性肝病伴病毒性肝炎。

4. 酒精性肝病的治疗

（1）综合措施。

酒精性肝病的治疗原则：戒酒和营养支持，减轻酒精性肝病的严重程度；改善继发性营养不良和对症治疗。

①戒酒。

戒酒是治疗酒精性肝病的最重要的措施，戒酒过程中应注意防治戒断综合征。

②营养支持。

酒精性肝病患者需要良好的营养支持，应在戒酒的基础上提供高蛋白、低脂饮食，并注意补充维生素 B、维生素 C、维生素 K 及叶酸。

③药物治疗。

a. 糖皮质激素可改善重症酒精性肝炎 (有脑病者或 Maddrey 指数 >32) 患者的生存率。

b. 美他多辛可加速酒精从血清中清除，有助于改善酒精中毒症状和行为异常。

c. 腺苷蛋氨酸治疗可以改善酒精性肝病患者的临床症状和生物化学指标。多烯磷脂酰胆碱对酒精性肝病患者有防止组织学恶化的趋势。甘草酸制剂、水飞蓟素类、多烯磷脂酰胆碱和还原性谷胱甘肽等药物有不同程度的抗氧化、抗炎、保护肝细胞膜及细胞器等作用，临床应用可改善肝脏生物化学指标。双环醇治疗也可改善酒精性肝损伤；但不宜同时应用多种抗炎保肝药物，以免加重肝脏负担及因药物间相互作用而引起不良反应。

d. 酒精性肝病患者肝脏常伴有肝纤维化的病理改变，故应重视抗肝纤维化治疗。目前有多种抗肝纤维化中成药或方剂，今后应根据循证医学原理，按照新药临床研究规范 (GCP) 进行大样本、随机、双盲临床试验，并重视肝组织学检查结果，客观评估疗效和安全性。

e.积极处理酒精性肝硬化的并发症（如门静脉高压、食管胃底静脉曲张、自发性细菌性腹膜炎、肝性脑病和肝细胞肝癌等）。

f.严重酒精性肝硬化患者可考虑肝移植，但要求患者肝移植前戒酒 3~6 个月，并且无其他脏器的严重酒精性损害。

（2）中医治疗。

中医根据患者症状，辨证论治。湿热酒毒蕴肝瘀胆，治以清解酒毒、清热化湿，茵陈蒿汤加减；酒毒郁肝、气滞中阻，治以清解酒毒、理气疏肝，柴胡疏肝汤加减治疗；酒毒浸肝、湿邪困脾，治以清解酒毒、健脾利湿，参苓白术散加减；酒毒动风、痰热腹实，治以清化痰热、兼以熄风，半夏白术天麻汤加减；酒毒伤络、肝血瘀阻，治以清解酒毒、活血化瘀，膈下逐瘀汤加减；酒毒蒸迫、肝肾阴虚，治以清解酒毒、滋补肝肾，增液承气汤加减。

5.预后

通常认为，酒精性脂肪肝为良性病变,尽管急性脂肪肝可导致门静脉高压,但戒酒后病变可逆转。如果酒精性脂肪肝患者继续饮酒,连续肝活检证实可发生更严重的肝损伤。目前认为,酒精性肝炎是较高的独立死亡危险因素,较非活动性肝硬化更易导致死亡。研究者根据一组肝活检组织学调查，发现脂肪肝患者的预后最好，酒精性肝硬化伴有酒精性肝炎患者的预后最差，酒精性肝炎或肝硬化患者的预后介于两者之间。

除饮酒是影响酒精性肝病预后的重要因素外，性别对酒精性肝病的预后也有影响。女性较男性对酒精敏感,即使初期肝损害轻微且戒酒,难以避免发生肝硬化。预后判断必须考虑合并乙型和丙型肝炎病毒或其他病毒感染。酒精中毒者免疫功能减低,对感染的抵抗力可能降低。国外有报告 25% 的酒精性肝病患者乙型肝炎表面抗原阳性;在伴有门静脉高压的酒精性肝病患者中,乙型肝炎表面抗原阳性率更高达 52%。我国乙型肝炎病毒感染率甚高，因此酒精性肝病可能更为显著。

对于应用特殊的营养或药物治疗能否改变酒精性肝病的自然史，现在人们尚不清楚。这些药物短期看来可改善生存率和实验室参数，对远期预后，包括生存率、肝硬化发生率的影响，尚待研究。

二、临证诊疗禁忌要点

1.临证诊疗禁忌饮酒

酒精的主要成分为乙醇，约90%的酒精在体内肝脏转化为乙醛，约10%不变地从肺、肾、皮肤排出。肝脏是酒精代谢的主要器官，长期饮酒可引起酒精性肝病，包括酒精性脂肪肝、酒精性肝炎、酒精性肝纤维化和酒精性肝硬化。

饮酒后，酒精可通过呼吸、尿液、汗液排出，但绝大部分要经由肝脏代谢变为乙醛，在乙醛脱氢酶的作用下生成乙酸等化合物，才能排出体外。肝脏除了对酒精进行解毒外，多余的激素也要经肝脏灭活后排出体外，大多数药物也是在肝脏中解毒排出体外的。因此，对于患有肝脏疾病者，服用对肝有毒性的药物要十分谨慎，以免再次对肝脏造成损害。

酒经胃肠道吸收后，在肝脏中经乙醇脱氢酶的作用转化为乙醛，生成乙酸，最后分解成二氧化碳和水排出体外。每个健康的成年人都具有酒精分解能力，不过每个人的解酒能力因先天遗传体质、是否常喝酒、年龄及喝酒时的健康与心理状况会有所不同。一般的成年人，体内每天约可快速分解摄取的26毫升纯酒精，相当于一瓶啤酒的酒精量。当然，每个人对酒精的耐受力不一样，身体内的酒精分解酶多少也不同，因此不能用一个标准衡量所有人的酒精安全量。

　　过量饮酒时，体内的乙醛来不及转变为乙酸，会生成大量的超氧阴离子自由基，出现醉酒或酒精中毒。要避免酒精中毒，在晚餐时喝酒最好。因为酒精经肝脏分解时需要多种酶与维生素的参与，可以分解乙醇的乙醇脱氢酶的活性有时间节律性，中午时活性降低，晚上特别是夜间活性增加。也就是说，在中午乙醇不容易被代谢成二氧化碳和水，此时喝酒往往比晚上容易醉，对身体造成的危害也较大。

　　一般情况下，酒的酒精度数高，饮酒量就应相应减少。一天的总量，白酒一般应控制在 50 毫升左右，药酒及黄酒控制在 100 毫升左右，红酒控制在 150 ～ 200 毫升，啤酒控制在 500 毫升左右为宜。

　　据统计，正常人每日酒精摄入量以 160 克为界限（每日饮酒量"毫升"乘以所含酒精的百分比，大致可算出"克数"），大于 160 克则肝损伤发生率显著增高，80 克以下为相对安全量，80 ～ 160 克之间为临界域。另外，与饮酒方式也有关，如一次性大量饮酒会比小量分次饮酒的危害性大。成人饮酒的急性中毒量为 50 ～ 70 克，致死量为 250 ～ 500 克；女性比男性敏感，即使每日酒精摄入量较低也可引起肝损伤。乙型肝炎表面抗原阳性者饮酒后更容易出现肝损害。此外还与遗传有关。每日饮酒量因人而异，一般认为，正常人平均每日饮酒 80 ～ 150 克，连续 2 年以上即可导致肝损伤；平均每日饮酒 160 克以上，且持续 5 年以上，则有 34% 的人发生慢性肝炎，25% 的人发展为肝硬化。

　　酒精性肝硬化的发生与饮酒方式、性别、遗传、个体差异、营养状况、吸烟及合并肝炎病毒感染等因素有关。1 克酒精相当于 25 ～ 40 毫升的啤酒，8 ～ 10 毫升的黄酒，5 ～ 12 毫升的葡萄酒，3 ～ 7 毫升的保健酒，2 ～ 3 毫升的白酒。长期过量饮酒（折合乙醇量男性每天 ≥ 40 克、女性每天 ≥ 20 克，连续 5 年以上）是酒精性肝病发病的前提条件，乙醇及代谢产物乙醛的直接肝毒性是导致肝损害的基本原因。长期嗜酒者中，60%~90%有脂肪肝，其中40%可能有酒精性肝炎；嗜酒20年以上者，肝硬化的患病率为5%~15%。一次大量饮酒较分次小量饮酒的危害性大，每日饮酒比间断饮酒危害性大。如在短期内饮用大量的酒，常可引起急性酒精性肝炎。女性对酒精较男性敏感，安全的饮酒阈值仅为男性的1/3~1/2，因此女性饮酒较男性更易发生酒精性肝病；营养不良，蛋白质缺乏，合并慢性乙型或丙型肝炎病毒感染等因素则更增加了饮酒的危险性。国外有研究表明：正常人每天饮酒量超过160克，连续20年，便可引起酒精性肝硬化。

饮酒是酒精性肝病产生的根本原因，故在疾病的治疗过程中及疾病康复后，必须绝对禁止饮酒。在临床上，因不能戒酒使疾病复发和病情恶化的情况也不少见，应引以为戒。若能彻底戒酒，消除病因，则可提高治疗效果，促进疾病康复，防止疾病的复发、恶化或他变。经常喝酒除了会造成慢性肝病外，也会引起急慢性胰脏炎，甚至引起糖尿病、心肌纤维化、急慢性糜烂性胃炎、高尿酸血症、痛风及三酰甘油过高等并发症。

戒酒方法。要想让饮酒成瘾者一下子把酒全戒掉是不现实的，往往会因当事人的心理和生理一下子难以适应而宣告失败。因此，有戒酒意愿的人，不妨采取心理学上对行为的良性矫正法、系统脱敏法。该法讲究渐进性，不要求当事人一下子就改掉不良习惯，而是每天逐渐减少饮酒量，因此对饮酒成瘾者戒酒的痛苦性低、成功率高。戒酒者在这一过程中，若完成了当天应减少的"指标"，自己或亲人应给予一些小奖励，以巩固和强化所取得的成果。为避免心理上若有所失的难熬感觉，戒酒者应积极从事其他一些感兴趣的事情，用新的满足感的获得来抵消旧的满足感的失去。

在宴请热闹之日，在推杯换盏之时，在充分享受美酒佳肴之际，我们千万千万要记得时刻提醒自己控制好饮酒的度和量，保护好自己的肝脏，远离酒精肝，远离疾病。

2. 饮食临证诊疗禁忌

酒精性肝病患者的饮食，应坚持多食素食、宜清淡、忌油腻、富营养、易消化的原则，少食多餐，禁忌生冷、甜腻、辛热及生痰助湿之品。有出血倾向者，更应忌酒、烟及辛热炙搏之品；湿浊之征明显者，肥甘油腻尤当所忌；若出现精神障碍、神志不清者，应严格控制肉食，供应新鲜流质食物。

（1）酒精性脂肪肝是一种自限性疾病，在早期阶段，发病的诱因祛除后会自然痊愈。因此，酒精性脂肪肝患者不必过分紧张，科学合理地选择自己的饮食，选择健康的生活方式，就能远离酒精性脂肪肝的威胁。

①忌摄入过多脂肪。

高脂饮食是引起脂肪肝的肯定因素。在摄入高脂饮食的同时大量饮酒，发生酒精性脂肪肝的危险性比单纯饮酒要高。过去人们一直认为，饱和脂肪酸是诱发酒精性脂肪肝的危险因素，单不饱和脂肪酸和多不饱和脂肪酸是酒精性脂肪肝的保护因素。目前多数研究者认为，不饱和脂肪酸同样是诱发酒精性脂肪肝的危险因素。因为不饱和脂肪酸也是肝脏合成三酰甘油的原料，同时，摄入大量不饱和脂肪酸会消耗过多的抗氧化剂，是诱发酒精性肝损伤的重要发病机制。

适量增加 B 族维生素的摄入。B 族维生素是参与机体代谢的重要营养素，尤其是 B_1、B_2、B_6、B_{12} 和叶酸等，与脂肪酸、乙醇在体内的代谢关系密切。长期大量饮酒时，会出现 B 族维生素不足，因此应适当进行补充。含 B 族维生素丰富的食物有谷类、豆类和瘦肉等。

适量增加必需氨基酸的摄入。酒精性脂肪肝患者常伴有营养不良，血清和肝组织中的必需氨基酸不足，会使载脂蛋白合成减少，影响肝脏三酰甘油的排出。因此，患者要注意补充含必需氨基酸丰富的食物，如牛奶、鸡蛋、豆类、鱼、瘦肉等。

适量增加抗氧化营养素的摄入。目前具有肯定抗氧化作用的营养素有维生素 C、维生素 E、β 胡萝卜素和硒。对酒精性脂肪肝比较有效的为维生素 C 和维生素 E。含维生素 C 丰富的主要为蔬菜和水果；含维生素 E 丰富的主要为坚果，如核桃、杏仁、松仁等。

②忌不控制饮食。

肥胖是大多数脂肪肝患者的宿敌，过高的热能摄入更加剧了体重的增加和脂肪合成增多，从而加速肝细胞脂肪变性，所以合理控制每日热能的摄入量是治疗脂肪肝的首要原则。通常医院以体质指数 BMI 为诊断标准（体质指数＝体重 / 身高^2），BMI 介于 18.5~22.9 kg/m^2 之间为正常体重，大于 23 kg/m^2 为超重，大于 25 kg/m^2 为肥胖。对于正常体重者，轻体力劳动时每日热能的摄入量为每千克体重 30 千卡，超重者则应控制在每千克体重 20~25 千卡以减轻体重，随着患者体重减轻，肝内脂肪浸润明显减少，肝功能也会随之改善。

③忌绝对素食。

有人认为，脂肪多了，不吃荤的，只吃素食不就解决了吗？其实不然，在短时间内急剧降低脂肪摄入量，非但对人体没有作用，还会不可避免地引起低血糖等症状。实际上，在总热能一定的情况下，高蛋白、适量碳水化合物和脂肪一个都不能少，但要以合理分配为原则。其中蛋白质占总热能的 15%~20%（建议 1/3 以上为优质蛋白，如鱼类、虾、瘦肉、牛奶、鸡蛋等），脂肪占 20%~25%，糖类占 50%~60%。

④忌过多食用甜食。

碳水化合物主要由粮谷类供给。除蔬菜、水果所含天然碳水化合物外，尽量不要食用精制糖类、蜂蜜、果汁、果酱、蜜饯等甜食和甜点。因为糖类摄入过多可增加胰岛素分泌，促使糖转化为脂肪，不利于脂肪肝的治疗。

⑤忌蛋白质摄入量不足。

高蛋白可提供胆碱、蛋氨酸、胱氨酸、色氨酸、苏氨酸和赖氨酸等抗脂肪肝因子，增加载脂蛋白的合成，有利于将脂质顺利运出肝脏，并有利于肝细胞功能的恢复和再生。而且蛋白质含量较高的食物有特殊的食物动力作用，可刺激体内新陈代谢，故适当提高蛋白质的摄入量有助于减轻体重。

⑥忌饮食单一。

脂肪肝患者饮食不宜过分精细，主食应粗细杂粮搭配，多食用蔬菜、水果和菌藻类，以保证足够数量膳食纤维的摄入。富含膳食纤维的食品有粗麦粉、糙米、硬果、豆类、香菇，海带、木耳及梨等。建议每日摄取蔬菜 500~750 克。

⑦忌饮水过量。

对于肥胖性脂肪肝患者来说，每日摄入适量的水有助于肾脏功能的正常发挥及减轻体重、促进肝内脂肪代谢。我们建议每日饮水量在 2 000 毫升左右，但也不要一次饮得过多，以免给消化道和肾脏造成负担。饮用水的最佳选择是白开水、矿泉水，以及清淡的绿茶、菊花茶等，切不可以各种饮料、牛奶、咖啡等代替。

⑧忌饮食不规律。

脂肪肝患者应养成良好的饮食习惯，一日三餐有规律，尽量避免过量摄食、进零食、进夜食、进食速度过快，以及过分追求高品位、高热量和调味浓的食物，以防止体内脂肪过度蓄积。

另外，脂肪中的必需脂肪酸，对预防和治疗脂肪肝有利，但摄入过多对控制热能不利，应适量供给。植物油不含胆固醇，所含谷固醇、豆固醇、必需脂肪酸有较好的去脂作用，对治疗大有益处。所以，应以植物性脂肪为主，尽量多摄取不饱和脂肪酸（如橄榄油、茶油等），限制饱和脂肪酸的摄取量（如猪油、牛油、黄油、奶油等）。胆固醇摄入量也应限制在 300 毫克以内。

（2）酒精性肝炎患者可有继发性蛋白质热能不足性营养不良，

酒精性肝炎与疾病的严重程度和病死率有相关性，酒精性肝炎患者的营养状态改善后，免疫功能也随之改善。动物实验表明，酒精性肝炎中的肝损伤与饮食中脂质含量有一定的关系，饮食中脂质含量高者更易形成脂肪肝和肝纤维化。

酒精性肝炎患者不宜吃富含不饱和脂肪酸的食物。如对酒精性肝病患者给以富含不饱和脂肪酸的饮食，则酒精性肝炎可诱发和加剧脂肪肝与肝纤维化；如对酒精性肝病患者给以富含饱和脂肪酸的饮食，则酒精性肝炎可使脂肪肝和肝纤维化减轻或消失。因此，饮食中的脂肪酸成分可影响酒精性肝炎的病变，调整饮食成分或可控制酒精性肝炎的病变。

可以适当地给予酒精性肝炎患者高蛋白饮食。动物实验表明，营养对酒精性肝炎的作用与物种有关。如果给予营养充足的膳食，则病情可逐渐好转，但如果膳食中蛋白质含量低，这些酒精性肝炎患者在戒酒后肝功能也不会得到改善。营养不良和酒精的肝毒性作用可能对酒精性肝炎起协同作用，比较而言，酒精的作用更大。在营养充足的条件下，一定范围内的饮酒量不会引起肝损害，超过酒精中毒的临界值，膳食调节就无保护作用。

富含不饱和脂肪酸的食物有：蔬菜，如大蒜、洋葱、大葱、韭菜等；各种蘑菇，如香菇、花菇；豆类，如黄豆、赤小豆、绿豆、蚕豆、豌豆；鱼类，如甲鱼及各种海鱼；水果，如苹果、山楂、橘子；奶类，如酸奶；其他，如燕麦、葵花子、芝麻、核桃等。

（3）酒精性肝硬化患者应该以低脂肪、高蛋白、高维生素和易于消化饮食为宜，做到定时、定量、有节制。

①忌食过多的蛋白质。

肝硬化患者多吃一些蛋白质，不仅能提高血浆蛋白含量，防止或减少肝脏的脂肪浸润，还可以促进肝组织的恢复和再生。然而，如果一日三餐吃进去的蛋白质总量超过了每天每千克体重 2~3.5 克的限度，就会有副作用。过量的蛋白质在体内会产生过多的氨，肝脏不能将其转化为无毒物质排出，最终结果是导致肝性脑病。如果已经发生过肝性脑病或有肝性脑病前兆的人，更应严格限制蛋白质的摄入量，每天每千克体重不应超过 0.5 克。可见，对肝硬化患者，根据病情适当调整蛋白质摄入量有着非常重要的意义。

②忌烟。

香烟中的尼古丁有收缩血管的作用，会造成肝脏供血减少，影响肝脏的营养吸收，不利于肝病稳定。因此，肝硬化患者要忌烟为好。

③忌食糖过多。

肝炎患者要适当地补充一些糖。但肝硬化病人则不同，由于患肝硬化时肝细胞遭到严重破坏，肝脏将单糖合成糖原贮存和将一部分单糖转化为脂肪的功能已显著降低。此时，若患者再长期大量地食用含糖过多的食物，就会出现糖尿并发肝性糖尿病，给肝硬化的治疗增加困难。

④忌食辛辣、坚硬食物。

肝硬化时，门静脉高压会引起食管下端、胃底和肛门静脉扩张，而且肝硬化常常并发胃黏膜糜烂和溃疡病。此时病人若再进食辣椒等辛辣食物，会促使胃黏膜充血、蠕动增强，从而诱发上消化道出血，引起肛门灼痛和大便次数增多，加重痔疮，引起肛裂。同时，肝硬化患者还应忌食坚硬、生冷食物，不宜进食过热食物以防并发出血。

⑤忌食盐过量。

肝硬化患者肝脏破坏抗利尿素的功能减弱，因此尿量减少，使盐潴留在体内，加之血浆蛋白含量的降低而出现浮肿或腹水。因此，肝硬化患者应严格控制食盐的摄入量。肝硬化无水肿或水肿轻微者，每日食盐摄入量不得超过 5 克；水肿严重者，盐的摄入量不得超过 1 克。

3. 情志临证诊疗禁忌

　　酒精性肝病患者，有一部分人是因为事业不如意或感情受到挫折等原因导致嗜酒，亦有一部分人是由于生活悠闲过度依靠饮酒消磨时间。这些人大多数性情烦躁易怒、情志不舒，因此，调畅情志，转移兴趣爱好，多做积极有益的事情，远离酒精这个始动因素，显得尤为重要。

　　人都有七情六欲，在不同的外界刺激下，会产生各种不同的反应，这属于正常现象，如果情志过激或持久则易导致疾病。中医认为，过喜伤心；思虑过度伤及脾胃；恼怒则伤肝，使人两胁胀痛、口苦等。现代医学认为，当人情绪低落时，人体的免疫力就会下降，亦容易使人得病，暴怒会使人处于不平静状态，使肾上腺素分泌异常而损害机体的主要器官之一——肝脏，从而导致疾病缠绵不已，甚至加重病情。

　　肝胆之病，易于瘀滞，应以疏泄条畅为佳。若情志不畅，精神抑郁，则气机逆乱，阴阳失调，诱发或加重疾病症状。所以我们应帮助患者克服和消除恼怒、忧郁、疑虑、悲伤、恐惧等不良情绪，树立战胜疾病的信心，促进病体的康复。

　　中医认为肝主疏泄。正常生理情况下，肝的疏泄功能正常，既不亢奋也不抑郁，人体能很好地协调自身的精神情志，表现为精神愉快、心情舒畅。若肝失疏泄，则易引起人的精神情志活动异常，故表现为抑郁不乐、烦躁易怒等，往往与外界环境的精神刺激，特别是大怒或过度的抑郁等关系密切，所以又有"肝喜条达而恶抑郁"及"暴怒伤肝"的说法。如患者能正确对待，保持心情舒畅，就能使精神活动发挥良好的调节作用，促使肝功能得以恢复。

　　但要真正做到这点并非易事，特别是肝炎继发肝硬化后，因病程长、并发症多、难以速愈等，患者在精神情志方面的刺激是不可避免的。这就需要医护人员、患者家属及亲友等各方面的理解和帮助，尽量减少以至消除因情志对患者身体的伤害，但关键还是患者自身要加以情志调节。因此，患者可通过适当的娱乐来提高生活情趣，以调节和活跃各种生理功能。如病重卧床期间，听听音乐，看看喜剧，可使人分泌一些有益于健康的激素——酶和乙酰胆碱等物质，能使胃的蠕动变得有规律，有利于消化功能的改善。另外，对于肝功能正常无明显症状的患者，可适当参加绘画、唱歌跳舞、瑜伽、垂钓等娱乐活动，树立愉快情绪以制约忧伤之情，使其尽快得到康复。

总之，肝病患者首先要对自己的疾病有一个正确的认识，要事事看得开，忘忧戒怒，移情悦志，使精神内守以治病。只有保持乐观的精神状态配合治疗，才能有利于身体痊愈。

人是最具灵性的动物，尽管常常忽视健康，但对生命却极为重视，生命的现存者都缺乏对死亡的切身体验，对死神却怀有深刻的本能的恐惧。人们从现实生活中看到的、听到的多是因病而亡，因而对疾病基本等同或仅次于对死亡的恐惧。生活中人们或轻或重地皆有过患病痛苦的直接感受，所以，对"疾病＝痛苦"是有深刻认识的。当人们心情不佳，或想到自己是肝炎、肝硬化，或听到谁患肝癌，或得知谁故于肝病时，常因物伤类的不良联想而感伤。

清朝，是中国历史上最后一个封建王朝，近 300 年的历史经过后人的演绎和传播，可谓"乱花渐欲迷人眼"。卷帙浩繁的清宫医案里便隐藏着许多鲜为人知的秘密，其中，后宫宫女多发肝病就很值得研究。

据《清宫医案研究》一书记载，乾隆四十八年（1783 年）六月初十，御医张鼎为永寿宫女子圣妞诊病，发现她肝胃不和，于是处方疏肝和胃散。所开中药都是疏肝理气、调和脾胃的，由此可见，宫女圣妞患的可能是肝病，肝木克了脾土，导致肝胃不和、消化不良，故处以疏肝和胃散，使肝气条达，脾胃安和。

同年六月十一，御医丁进忠看得延禧宫女子德格肝胃不和又兼咳嗽，遂处方清肝宁嗽丸。此方也是疏肝和胃之剂，由此看来，宫女德格患的也是肝气郁结、脾胃不和之病。

宫女们为什么多患肝病？要弄清这个问题，还得从清朝后宫选秀和秀女们的命运说起。据清宫档案记载，所谓选秀，首先是皇帝为自己挑选后妃，顺便也为皇子、皇孙及血缘关系亲密的宗室"赐婚"。选秀的目的，是为了充实后宫秀女资源，以备候用。

"选秀女"的制度，从顺治帝正式确立，历经康熙、雍正、乾隆、嘉庆等的多次修订，逐渐成为定式，直到光绪末年。从顺治到光绪九朝，清宫选秀女80多次，按后来入葬陵寝的后妃统计，共214人。其中，只有个别人得到皇帝的宠爱，升为皇后、贵妃，大多数人则成为被奴役的宫女，成为"活寡妇"。

当康熙、乾隆、道光等皇帝驾崩时，他们的嫔妃大多风华正茂；那些短命皇帝谢世时，他们的嫔妃皆为年轻人，有的甚至只有十几岁。皇帝一死，他的后妃们就要搬出原来居住的东西十二宫，住进专为她们安排的院落——慈宁宫、寿康宫和寿安宫，就是人们常说的紫禁城里的"寡妇院"。从此，这些年轻美貌的女子便只好"伴青灯叩古磬，依经孤守"，在无尽的苦闷和哀怨中度日。

中医认为"肝为将军之官"，喜条达，主疏泄，一旦情志抑郁，就会导致肝气不能条达，脾胃受累，肝脾失和，当然百病缠身了。

曾有一位51岁的王姓男患者，是一名下岗多年的工人，是多年的酒精性肝病患者，每年在某院规律复查肝功能、彩超，病情一直较稳定。一次他又来复查，情绪明显低落，主诉腹胀，食欲减退，乏力明显，两胁胀痛，口苦，失眠，尿色深黄。肝功能检查显示："ALT：230 U/L，GGT：350 U/L，TBil：106 微摩尔/升。"追问病史，才知道王先生最近心情不好，一个月前因家居老房动迁与他人发生了口角，最近一段时间一直郁郁寡欢、失眠多梦，又频频喝酒，直到就诊时发现酒精性肝病症状，且病情相当严重，当即住院治疗。住院期间，除了积极的保肝、戒酒治疗外，医生也反复与病人及家属进行沟通，疏导病人的不良情绪，病人目前已经明显好转。

这是一个典型的情志失常诱发肝病的例子。情志失常与肝病的发生及病情的加重密切相关。因此，人们要保持平和的心态，防止疾病发生。

4. 禁忌劳累

酒精性肝病患者要注意休息，做到起居有节，劳逸适量。根据病情的不同阶段掌握动静结合的关系，急性期应采取"以静为主，静中有动"的原则，以休息为主，限制过多的活动；稳定期应采取"动静结合，动静适度"的原则，做到生活自理，适当休息；恢复期应采用"以动为主，动中有静"的原则，活动量循序渐进，以无疲乏感为度，避免劳累过度，耗伤气血。

我们平素应该锻炼身体，以增强体质，减少或防止疾病的发生。在患病过程中，患者应根据病情的缓急轻重以及体质强弱的不同，选择适当的锻炼方法。

正常的劳动和运动，有助于气血流通而增强体质，过度劳累可损伤正气而引起疾病。导致肝病加重的因素，包括劳神过度、劳力过度和房劳过度三个方面。此外，大虚久病损伤也是导致肝病加重的重要原因之一。

"劳累、生活不规律都会使肝病患者的病情加重或复发，但劳累本身不是肝病的病因，它是肝病复发的诱因。"因此，肝病复发时患者应注意卧床休息。

疲乏感只是部分慢性肝病复发的最初的临床症状，但疲惫在一般人的习惯中，又常常被认为是生活作息不规律或工作太累所致。有些人，尤其是上班族，经常把肝病复发误以为是自己工作节奏较快、工作紧张劳累所致，不认为是自己的肝功能已受损害。更有不少年轻人经常以为自己年轻、有本钱，平时不在锻炼身体上花时间，认为只要休息就会得到改善，同时还不及时复查肝功能，容易错过肝病早期的最佳治疗时机。

疲劳是机体在一定环境条件下，由于过长时间或过于繁重、紧张的体力或脑力劳动，引起作业效率明显暂时降低的一种生理现象，主观上一般伴有疲倦感，甚至筋疲力尽的感觉。主观疲倦感并不一定是机体疲劳，有时虽无疲倦感觉，机体却已进入疲劳状态。

疲劳的表现是多种多样的，大体上可以分为四种类型：一是个别器官疲劳，常发生在仅需个别器官或肢体参与的紧张作业，如敲键盘等。二是全身性疲劳，由繁重体力劳动所致，常有特殊的感觉与行为，如全身肌肉和关节酸痛、疲乏和嗜睡等。三是智力性疲劳，由持续而紧张的脑力劳动引起，特点为头昏脑涨、全身无力、嗜睡或失眠、易激动、肌肉松弛。四是技术性疲劳，多见于脑体并重，且神经相当紧张的作业，如驾驶。疲劳还可以分为精神疲劳和神经疲劳，也可分为肌肉的、代谢的、情感的、环绕的疲劳，以及急性疲劳和慢性疲劳，还有所谓心脏疲劳、视疲劳等。

中医学很早以前就非常重视人身体的疲劳现象，根据不同情况有不同的称谓，如：疲乏、无力、倦怠、脱力、解亦、五劳、七绝等等。对于不同的人和不同的情况，疲劳可以表现在不同的部位，除全身乏力外，还有四肢怠惰、腰腿酸软、精神不振、视力疲劳、阳痿早泄、反应迟钝等等。疲劳既可出现在健康人身上，也是很多疾病中出现的某一个症状。因此，长久的疲劳既是一些疾患的原因，也可能是某种疾患的一种情况，换言之，疲劳可能暗藏着某种疾患。

疲劳若长期得不到完全恢复，如频繁的过度紧张训练，不适当地提高训练要求和劳逸安排不当等，会使大脑皮层功能受到破坏，神经体液调节功能紊乱，各器官、系统的功能状态发生异常变化，使疲劳转入过度疲劳，即从心理状态转入病理状态。主要表现为注意力涣散、记忆力减退、训练成绩下降、食欲不良、体重减轻、困倦而失眠、头昏脑涨，久之则可引起神经衰弱、安静时心率加快，甚至出现心脏扩大、病理杂音等。

5. 药物临证诊疗禁忌

酒精性肝病患者用药也应该谨慎。酒精性脂肪肝患者，如果并发血脂升高，在转氨酶正常的情况下，可以使用一些西药的降脂药物，但是必须在医师的指导下使用；同时定期监测肝功，如果出现肝脏功能损害则应该停药。酒精性肝炎、酒精性肝硬化患者，当转氨酶升高的时候，原则上应该同病毒性肝炎患者的禁忌，一切对肝脏有损伤的药物都应该忌用。

参考文献：

［1］中华医学会肝病学分会脂肪肝和酒精性肝病学组. 酒精性肝病诊疗指南［J］. 中华肝脏病杂志，2006（3）.

［2］Lawrence S.Friedman,Emmet B.Keeffe. 肝病手册［M］. 牛俊奇，张清泉，丁艳华，译. 天津：天津科技翻译出版公司，2007.

［3］中华医学会肝病学分会脂肪肝和酒精性肝病学组. 酒精性肝病诊疗指南(2010 年修订版).［J］. 中华肝脏病杂志，2010（3）.

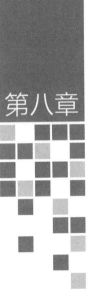

第八章

脂肪肝

案例

　　小张，38 岁，是一家保险公司的职员。今年体检发现自己得了脂肪肝，肝功转氨酶升高，非常害怕，于是到某院门诊就诊。医生一看，患者是一位中年男性，体型偏胖，肝功转氨酶轻度改变，彩超显示为中度脂肪肝。该患者平素时有肝区胀满不舒，经常腹泻。医生看了检查单，询问病史后，诊断为脂肪肝，并且告诉他，他的病并没有想象得那么重，只要积极配合治疗，一般都会取得较好的疗效，很少会发展为肝硬化、肝癌。他的腹泻和脂肪肝有关，叫脂肪泻。给他开了该院研制的治疗脂肪肝疗效确切的中成药，告诫他脂肪肝的治疗自我保健异常重要，坚持低脂饮食、适量运动，总体来说就是"管好自己的嘴，用好自己的腿"。小张听了医生的讲解，基本消除了紧张情绪，但是他不明白，胖人就一定会得脂肪肝吗？脂肪肝难道是胖人的"专利"吗？

实践证明，认为"吃素食的瘦人不会患脂肪肝"是一个误区。脂肪肝不是胖人的专利，瘦人同样也会患上脂肪肝，不过，这种脂肪肝并非营养过剩所引起，而是由于营养不良所导致。如果平素坚持素食和节食，使营养摄入不能满足机体需要，体内缺少蛋白质和维生素，影响蛋白及磷脂的合成，致使脂蛋白生成不足，缺乏胆碱、氨基酸或趋脂物质，引起人体内的白蛋白合成减少，促使脂肪组织分解和动用脂肪，大量脂肪酸从脂肪组织中释放进入肝脏，最终导致肝内脂肪积蓄，形成营养不良性脂肪肝。

20世纪80年代之前，脂肪肝主要是作为一种病理学现象被认识，随着影像检查技术的普及，脂肪肝作为一种常见的影像学改变得到重视。事实上，脂肪性肝病，简称脂肪肝，是由多种原因所致的，病变主体在肝小叶，是以肝细胞弥漫性脂肪变性为主的临床病理综合征。根据起病方式及病程，脂肪肝有急性和慢性之分，前者多为小泡性脂肪肝，后者则为大泡性或以大泡性为主的混合性脂肪肝。人们一般将急性小泡性脂肪肝归入特殊类型脂肪肝范畴，通常所述脂肪肝主要指慢性大泡性脂肪肝。后者病理上包括单纯性脂肪肝、脂肪性肝炎和脂肪性肝硬化三种常见类型，临床上则分为酒精性脂肪性肝病（简称酒精性肝病）和非酒精性脂肪性肝病两大类。近年来，随着人们生活水平的不断提高，饮食结构和生活方式的改变以及酒精消耗量的增加，脂肪性肝病已成为仅次于病毒性肝炎的第二大肝病，预后类似于慢性病毒性肝炎或自身免疫性肝炎。对脂肪性肝病的有效防治可望阻止慢性肝病的进展并控制失代偿期肝硬化的发生。

在我国脂肪肝的发病人数不断上升的趋势中，以下几种人群最为多见：年长者，中、老年人的新陈代谢功能逐渐衰退，运动量也随之减少，易发生脂肪蓄积；肥胖者，在超过标准体重10%以上的人中，肝脏脂肪沉着者占72%，脂肪高度沉着者占20%；喜荤者，过多地食用高脂肪食物，导致肝内脂肪堆积，造成脂肪肝；

嗜酒者，饮酒越多，肝内脂肪酸越容易堆积，越容易导致酒精性脂肪肝；少动者，长期不运动会导致体内过剩的养分转化为脂肪，这些脂肪最终都积存于肝脏。

脂肪肝是一种常见的弥漫性肝病，如能及时诊治可逆转；反之，部分病人可发展为脂肪性肝炎，甚至肝硬化。脂肪肝早期可能没有任何症状，有些表现和胃炎、胆囊炎等极为相似，还容易被误诊。临床发现脂肪肝一般都是中、后期，已对肝脏和健康造成不可逆的损伤。因此，早期诊治对阻止脂肪肝进展和改善预后十分重要。

事实上，脂肪肝患者完全不必因为上述的并发症而担心无法治愈，也无须大把大把地花钱寻求"灵丹妙药"，弄得身心疲惫，最简易的方法就是合理饮食和适度运动并配合内科治疗。下面就让我们谈谈脂肪肝患者都应该注意什么。

一、什么是脂肪肝

1.概述

脂肪肝是一种多病因引起的代谢性肝病，表现为三酰甘油的脂质在肝细胞内大量沉积。一般而言，脂肪肝属可逆性疾病，早期诊断并及时治疗常可恢复正常。但某些脂肪肝患者可伴有肝细胞坏死、炎症及纤维化，甚至导致肝硬化及相关并发症。

正常人的肝内总脂肪量约占肝湿重的 5%，内含磷脂、三酰甘油、脂酸、胆固醇及胆固醇脂。脂肪量超过 5% 为轻度脂肪肝，超过 10% 为中度脂肪肝，超过 25% 为重度脂肪肝。当肝内总脂肪量超过 30% 时，超声才能检查出来，被超声检查确诊为"脂肪肝"。脂肪肝患者总脂量可达 40%~50%，有些达 60% 以上，主要是三酰甘油和脂酸，磷脂、胆固醇及胆固醇脂只是少量增加。

2. 脂肪肝的分类

脂肪肝按患者自身体质不同、饮食习惯不同等导致脂肪肝的发病原理不同，一般可分为肥胖、过食性脂肪肝，肝炎后脂肪肝，酒精性脂肪肝，营养缺乏性脂肪肝，药物性脂肪肝，糖尿病性脂肪肝，妊娠性脂肪肝和不明原因的隐源性脂肪肝等。

脂肪肝按轻重程度不同，可分为轻度脂肪肝、中度脂肪肝和重度脂肪肝。轻度脂肪肝已成为现代人健康面临的普遍问题，是治疗肝病的最佳时期。

3. 病因

肥胖性脂肪肝：肝内脂肪堆积的程度与体重成正比，重度肥胖者脂肪肝的发病率可高达 61%~94%；肥胖者体重得到控制后，脂肪浸润亦减少或消失。这类脂肪肝的治疗应以调整饮食为主，基本原则为"一适两低"，即适量蛋白、低糖和低脂肪。平时饮食注意清淡，不可过饱，多食新鲜蔬菜和瓜果，限制热量的摄入。同时要加强锻炼，积极减肥，只要体重下降，肝内脂肪浸润即会明显好转。

酒精性脂肪肝：根据对长期嗜酒者肝穿刺活检，75%~95% 的人有脂肪浸润。还有人观察，每天饮酒超过 80~160 克，则酒精性脂肪肝的发生率增长 5~25 倍。饮酒后乙醇取代脂肪酸，使脂肪酸积存，酮体在体内堆积，体内乳酸、丙酮酸比值增高，乳酸过多抑制尿酸由肾排出，引起高尿酸血症；使肝糖原异生减少，导致低血糖，有的患者还会发生猝死。此类脂肪肝发展的危害性较大，但轻度酒精性脂肪肝只要戒酒 4~6 周后，转氨酶就能控制到较好水平。

快速减肥性脂肪肝：禁食、过分节食或其他快速减轻体重的措施可引起脂肪分解短期内大量增加，消耗肝内谷胱甘肽，使肝内丙二醛和脂质过氧化物大量增加，损伤肝细胞，导致脂肪肝。从已知的研究来看，一般通过纯节食减肥或药物减肥一个月体重下降1/10或以上者,得脂肪肝的可能性非常大,而且一旦停止减肥,体重反弹也会非常快。目前许多年轻人患脂肪肝就是盲目减肥引起的。

营养不良性脂肪肝:营养不良、缺乏蛋白质是引起此类脂肪肝的重要原因,多见于摄食不足或消化障碍,不能合成载脂蛋白,以致三酰甘油积存肝内,形成脂肪肝。如重症营养缺乏病人表现为蛋白缺乏性水肿、体重减轻、皮肤色素减退和脂肪肝,在给予高蛋白饮食后,肝内脂肪很快减少;或输入氨基酸后,随着蛋白质合成恢复正常,脂肪肝迅速消除。

糖尿病脂肪肝:糖尿病患者平均50%可发生脂肪肝,其中以成年病人为多。因为成年后患糖尿病的人有50%~80%是肥胖者,血浆胰岛素水平与血浆脂肪酸增高,脂肪肝既与肥胖程度有关,又与进食脂肪或糖过多有关。这类病人应一方面积极治疗,另一方面食用低糖、低脂肪、低热量及高蛋白食物,以脂肪热量占总热量的25%以下为宜。

妊娠脂肪肝:患者多在第一胎妊娠34~40周时发病,病情严重,预后不佳,母婴死亡率分别达80%与70%。临床表现为严重呕吐、黄疸、上腹痛等,很难与暴发性病毒肝炎区别。及时终止妊娠可使患者病情逆转,少数可经自然分娩或剖宫产而脱险。

药物性脂肪肝:某些药物或化学毒物通过抑制蛋白质的合成而致脂肪肝,如四环素、肾上腺皮质激素、嘌呤霉素、砷、铅、银、汞等。此类脂肪肝患者应立即停用上述药物,必要时辅以支持治疗,直至脂肪肝恢复为止。

其他疾病引起的脂肪肝:感染结核、细菌性肺炎及败血症等也可发生脂肪肝;病毒性肝炎患者若过分限制活动,加上摄入高糖、高热量饮食,易使肝细胞脂肪堆积;接受皮质激素治疗后,更容易发生脂肪肝,控制感染或祛除病因后脂肪肝迅速改善;还有肠胃外高营养性脂肪肝、中毒性脂肪肝、遗传性疾病引起的脂肪肝等。脂肪肝属于一种病理现象，不需要单独作为一种疾病来治疗，也绝非无药可医。当发现有脂肪肝时，应及早到医院认真检查，找出病因，对因治疗，绝大多数是可以恢复正常的。

4. 临床表现

脂肪肝的临床表现多样，轻度脂肪肝多无临床症状，易被忽视。有资料表明，约25%以上的脂肪肝患者临床无症状，有的仅有疲乏感；多数脂肪肝患者较胖，更难发现轻微的自觉症状。因此，目前脂肪肝患者多于体检时偶然发现。中度或重度脂肪肝有类似慢性肝炎的表现，食欲不振、疲倦乏力、恶心、呕吐、体重减轻、肝区或右上腹隐痛等。肝脏轻度肿大，可有触痛，质地稍韧，边缘钝，表面光滑，少数病人可有脾肿大和肝掌。当肝内脂肪沉积过多时，可使肝被膜膨胀、肝韧带牵拉，引起右上腹剧烈疼痛或压痛、发热、白细胞增多，易被误诊为急腹症而行剖腹手术。脂肪囊泡破裂时，脂肪颗粒进入血液，也可引起脑、肺血管脂肪栓塞而突然死亡。若肝细胞脂肪堆积压迫肝窦或小胆管时，门静脉血流及胆汁排泄受阻，出现门静脉高压及胆汁淤积。因急性化学物品中毒、药物中毒或急性妊娠期脂肪肝，临床表现多呈急性或亚急性肝坏死，易与重症肝炎相混淆。此外，脂肪肝患者也常有舌炎、口角炎、皮肤瘀斑、四肢麻木、四肢感觉异常等末梢神经炎的改变，少数患者也可有消化道出血、牙龈出血、鼻出血等，重度脂肪肝患者可以有腹水和下肢水肿、电解质紊乱（如低钠、低钾血症）等。脂肪肝临床表现多样，遇有诊断困难时，可做肝活检确诊。

诊断：包括胆红素、谷丙转氨酶、谷草转氨酶、g-谷氨酰转移酶、白蛋白、空腹血脂、血常规、抗丙型肝炎病毒抗体、乙型肝炎表面抗原、抗核抗体、空腹血糖（如果空腹血糖水平为5.6毫摩尔/升或更高，应进行口服葡萄糖耐量试验）、身高、体重、体重指数、腰围、血压和腹部超声检查。

5. 药物治疗

中药治疗脂肪肝以制何首乌和山楂为好，这两种药能降低血脂，防止胆固醇在肝内沉积。如服用嵩山首乌茶，一般需要三个月以上可以见效，可以超声或 CT 检查结果为检验效果的依据。根据患者症状体征，辨证论治。肝郁脾虚、痰湿阻滞，治以疏肝健脾、化湿活血，逍遥散合二陈汤加减；痰阻血瘀、湿郁化热，治以化痰活血、祛湿清热，黄连温胆汤合血府逐瘀汤加减；湿郁血瘀、肝阴不足，祛湿化瘀、滋补肝肾，一贯煎加减。

西药常选用保护肝细胞、去脂药物及抗氧化剂等，如维生素 B 族、维生素 C、维生素 E、卵磷脂、水飞蓟素、肌苷、辅酶 A、还原型谷胱甘肽、牛磺酸、肉毒碱乳清酸盐、肝泰乐，以及某些降脂药物（如肝旨清）等。上述药物虽然很多，但大多仍需要进一步验证疗效和安全性，因此，应在医生指导下正确选用，切不可滥用。一般而言，仅仅是脂肪肝，以上药物中维生素 B 族、维生素 C、维生素 E、卵磷脂、肌苷、辅酶 A、还原型谷胱甘肽、牛磺酸、肉毒碱乳清酸盐等维生素及内源性氨基酸类的药物安全性较高，不会像联苯双酯类的药物停药后还出现反弹。

二、临证诊疗禁忌要点

1. 药物临证诊疗禁忌

对脂肪肝的治疗须采取综合性措施，单纯依靠药物既不经济又有害处。因为肝脏是人体最大的解毒器官，药物治疗在去脂降脂的同时又加重了肝脏负担。原则上讲，脂肪性肝炎患者用药同病毒性肝炎患者用药禁忌，凡是对肝脏有损伤的药物均应忌用。

由于脂肪肝患者常合并其他全身性疾病，这些疾病有时比脂肪肝的防治更为重要，故在考虑脂肪肝的诊疗方案时，医生应有整体观念，根据患者脂肪肝的分型和分期及伴随疾病状态和严重程度，制订具体的治疗方案。患者在进行药物治疗过程中，须警惕减肥、降脂以及治疗高血压和糖尿病药物对肝肾带来的毒性，须在医生指导及相关指标监测下使用。

　　脂肪肝患者可以合并高脂血症，但是并非所有脂肪肝患者的血脂都高。脂肪肝一般分为两大类，一类是酒精性脂肪肝，这类患者中有部分人可能出现血脂增高；另一类是非酒精性脂肪肝，病因比较复杂，包括肥胖、糖尿病、高血脂、药物及遗传因素等，还有40%左右病因不明。也就是说，即使在非酒精性脂肪肝患者中，也只有一部分人的血脂升高。显而易见，血脂不高的脂肪肝患者服用降血脂药，对治疗脂肪肝没有任何意义。

　　脂肪肝患者即使伴有高脂血症，也不要贸然使用降血脂药。这是因为，多数降血脂药可促使血液中的脂质集中到肝脏进行代谢，患了脂肪肝的肝脏原本就存在脂肪代谢障碍，对从血液中突然来到的脂质更加难于处理，只能堆积在肝脏内，无疑会加重脂肪肝。另外，医生们还观察到，长期滥用降血脂药者可发生门静脉炎、门静脉周围纤维化，甚至可促进脂肪肝向肝硬化发展。

　　对伴有或不伴有高血脂的酒精性脂肪肝患者来说，治疗的最佳选择理应是戒酒，多数无须服用降血脂药。肥胖症引起的脂肪肝及糖尿病性脂肪肝伴有高血脂患者，主要应以控制饮食、增加运动量和治疗原发病为主。单纯性脂肪肝患者，只要认真做到戒酒（包括啤酒）、限制体重和改变不良生活方式，不用任何药物即可恢复正常。

　　中医中药治疗脂肪肝有独特之处，价格低廉、疗效稳定，成为肝病患者的福音。某院自主研制的中成药对治疗脂肪肝有很好的效果，现举一个典型的病例。张女士，48岁，教师，重度脂肪肝，时饮酒，糖尿病。检查结果：空腹血糖为9.2毫摩尔/升，肝

功 AST 为 45 国际单位 / 升 ,GGT 为 114 国际单位 / 升，总胆固醇
为 7.8 毫摩尔 / 升 , 三酰甘油为 11.2 毫摩尔 / 升。服用该中成药 6
个月，超声测定脂肪肝减轻为中度。继续服用 3 个月后全面检测，
脂肪肝变为轻度，肝功 AST 为 20 国际单位 / 升 ,GGT 为 31 国际单
位 / 升，总胆固醇从 7.8 毫摩尔 / 升降为 4.5 毫摩尔 / 升，三酰甘
油从 11.2 毫摩尔 / 升降为 2.7 毫摩尔 / 升。患者血糖控制平稳，感
觉生活和工作精力充沛。

药物性肝损害占成人肝炎的 1/10，脂肪肝是常见类型。有数
十种药物与脂肪肝有关，如四环素、乙酰水杨酸、糖皮质类固醇、
合成雌激素、胺碘酮、硝苯地平、某些抗肿瘤药及降脂药等，都
可以导致脂肪在肝内积聚。

此外，某些工业毒物，如黄磷、砷、铅、铜、汞、苯、四氯
化碳等也可导致脂肪肝。妊娠、遗传，或精神、心理与社会因素，
或多坐、少活动、生活懒散等，也与脂肪肝的发生有关系。

2. 忌急躁

脂肪肝是由于脂质代谢紊乱，肝细胞内三酰甘油超过正常含
量所致，一般认为与不良生活方式有关，但心理、社会不良事件
引起的情志失调是重要的诱发因素。脂肪肝属中医积症范围，积
症与情志失调关系密切。因此，在脂肪肝防治工作中 , 要重视调畅
气机，舒缓情志，心身并治。中医认为，脂肪肝的产生多为情志
过激、郁怒伤肝、思虑过脾，久则内伤气机、气滞血瘀、痰瘀互结、
阻络于肝。

脂肪肝为慢性疾病，并且复发性极高，因此，脂肪肝患者要
长期接受以饮食、运动、行为修正等为主的综合性治疗。但是药
物治疗多为短期行为，疗程一般为 6 个月至 2 年，必要时根据临
床症状及实验检查结果"按需进行"，以巩固疗效，防止疾病复
发及尽可能控制药源性疾病的发生。

强调祛除病因和综合治疗的重要性。脂肪肝患者不应对药物

治疗产生幻想，如果只把希望寄托在药物上，不重视其他治疗方法，肯定不会取得满意的疗效。对大多数脂肪肝患者来说，预防胜于治疗。故应对肥胖、酒精中毒等脂肪肝高危人群进行卫生宣教及干预，以控制脂肪肝相关疾病的发生，防止脂肪肝的流行。

3. 饮食临证诊疗禁忌

酒精是损害肝脏的第一杀手。这是因为酒精进入人体后，主要在肝脏进行分解代谢，酒精对肝细胞的毒性使肝细胞对脂肪酸的分解和代谢发生障碍，引起肝内脂肪沉积而造成脂肪肝。饮酒越多，脂肪肝也就越严重，还可诱发肝纤维化，进而引起肝硬化。

脂肪肝患者必须严格禁忌饮酒。因为乙醇可造成肝细胞代谢紊乱，致肝内多余的三酰甘油难以被大量清除，导致乙醇性脂肪肝。

脂肪肝之所以发展成肝硬化，主要是大量的肝细胞内脂肪长期堆积，血液供应、氧气供应及自身的代谢受到影响，造成肝细胞大量肿胀、炎症浸润及变性坏死，最终导致肝脏有纤维增生及假小叶形成。慢性嗜酒者近60%易发生脂肪肝，20%～30%最终将发展为肝硬化。非酒精性脂肪肝发生肝纤维化的发病率为25%，发生肝硬化的概率较低，发展进程相对较慢，约1.5%～8.0%的患者可发展为肝硬化。

脂肪肝是各种肝毒性损伤的早期表现，本身与原发性肝癌的发生并无直接关系，不是导致肝癌的危险因素。但是，脂肪肝的某些病因，如饮酒、营养不良、药物及毒物质损害等，既是脂肪肝的发病因素，也是肝癌的发病因素。因此，脂肪肝对肝癌的发生是一个助动因素，可增加癌变的概率。在肝炎病毒感染低发国家，长期嗜酒引起的肝硬化是肝癌的重要因素，约2%～3%的慢性嗜酒者通过酒精性肝硬化发展为肝癌。在我国，酒精性肝硬化合并肝癌者几乎都伴有乙型肝炎病毒和（或）丙型肝炎病毒的感染，嗜酒和慢性病毒性肝炎并存者，肝癌的发生率高，发病年龄提前，预期寿命短。非酒精性脂肪肝由于肝硬化发病率低、出现较晚，因此极少发生肝癌。所以说，远离酒精就是远离脂肪肝，就是远离肝癌。

非酒精性脂肪肝是一种无过量饮酒史，以肝实质细胞脂肪变性和脂肪贮积为特征的临床病理综合征，包括单纯脂肪肝等。根据中华医学会肝脏病学分会脂肪肝和酒精性肝病学组发布的《非酒精性脂肪肝诊断标准（草案）》，脂肪变性和脂肪贮积的肝细胞小于 1/3 者为肝细胞脂肪变；占肝小叶 1/3~1/2 者为轻度脂肪肝，占肝小叶 1/2~2/3 者为中度脂肪肝，占肝小叶 2/3 以上者或肝细胞弥漫脂肪变性呈鱼网状者为重度脂肪肝。轻、中度脂肪肝的治疗应从控制饮食入手，不能吃得过饱，更不能暴饮暴食，每餐吃八分饱即可；要以减轻体重为原则，注意饮食营养的合理搭配，提倡高蛋白、低糖、低脂饮食，不吃或少吃动物脂肪及甜食，拒绝饮酒，多吃蔬菜，适量食用水果（有些水果含糖较多），不吃零食，睡前不加餐。另外，适当参加体育运动，糖尿病患者控制好血糖水平，这样脂肪肝即可逐渐好转。脂肪肝的药物治疗时间较长，轻度脂肪肝的疗程在 3 个月左右，中——重度脂肪肝的疗程往往在 6 个月以上。重度脂肪肝必须配合使用保肝和降脂药物。

临床上有许多脂肪肝患者好转的病例，但部分患者好转后又复发了。这是由于他们没有继续控制饮食，又恢复了以前的饮食习惯。世界卫生组织提出了人类健康的四大基石，即合理膳食、适当运动、戒烟限酒、心理平衡，这应是我们生活中遵循的原则。

除了禁忌饮酒之外，预防和治疗脂肪肝，我们在日常饮食方面还应该做到以下几点。

（1）控制热量摄入，以便把肝细胞内的脂肪氧化消耗。肥胖者应逐步减肥，使体重降至标准体重范围内。以标准体重计算，每天每千克体重可给热能 84 ~ 105 千焦（20 ~ 25 千卡）。标准体重（千克）= 身长（厘米）-105（或 100），男性身高在 165 厘米以上者减 105，男性身高在 165 厘米以下者和女性减 100。

限制脂肪和碳水化合物的摄入量。按标准体重计算，每天每千克体重可给脂肪 0.5 ～ 0.8 克，碳水化合物 2 ～ 4 克。宜选用去脂牛奶或酸奶，每天所吃的鸡蛋黄不超过两个；忌用动物油，植物油的摄入量每天也不超过 20 克；不吃动物内脏、鸡皮、肥肉、鱼子、蟹黄等，可吃鱼、虾等蛋白质含量高的海产品；不吃巧克力，少吃零食，临睡前切忌加餐。降脂的食品有：燕麦、小米等粗粮，黑芝麻、黑木耳、海带、发菜，以及菜花等绿色新鲜蔬菜。另外，山楂、草决明等也有一定的降脂作用。

采取高蛋白饮食，每天每千克体重可给 1.2 ～ 1.5 克。高蛋白可保护肝细胞，并能促进肝细胞的修复与再生。在蛋白质供给方面，优质蛋白质应占适当比例，例如豆腐、腐竹等豆制品，以及瘦肉、鱼、虾、脱脂奶等。

（2）保证新鲜蔬菜，尤其是绿叶蔬菜的供应，以满足机体对维生素的需要。但含糖多的蔬菜及水果不可进食过多，因为长期过多进食糖分可导致血糖、血脂升高，甚至诱发其他疾病。因此，得了脂肪肝应该尽可能吃些苹果、梨等含糖量低的水果，必要时用萝卜、黄瓜、西红柿等蔬菜代替水果，并尽量在餐前或两餐之间饥饿时进食水果，以减少正餐的进食量。另外，肥胖性脂肪肝患者也不宜多喝牛奶。

（3）限制食盐的摄入量，每天以 5~6 克为宜。

（4）适量饮水，以促进机体代谢及代谢废物的排泄，但是应忌饭后喝茶。现在人们经常在酒足饭饱后喝杯茶，这很不利于脂肪肝的预防。食用荤食之后不要立即喝茶。因为茶叶中含有大量鞣酸，能与蛋白质合成具有吸敛性的靶酸蛋白质。这种蛋白质能使肠道蠕动减慢，容易造成便秘，增加有毒物质对肝脏的毒害作用，从而引起脂肪肝。

（5）含有甲硫氨基酸丰富的食物，如小米、莜麦面、芝麻、油菜、菠菜、菜花、甜菜头、海米、干贝、淡菜等食品，可促进体内磷脂合成，协助肝细胞内脂肪的转变。

（6）忌辛辣和刺激性食物，如洋葱、蒜、姜、辣椒、胡椒、咖喱和酒类等；少用肉汤、鸡汤、鱼汤等含氮浸出物高的食物。

4. 忌饮食不规律

有些人认为瘦人不会得脂肪肝，这种说法是不对的。"90%的脂肪肝是过度摄入脂肪或体内代谢紊乱引起的，但也有极少数是过度限制饮食引起。"大吃大喝与少吃少喝都是不均衡的饮食习惯，理论上都可引起脂肪肝。

"正常情况下，脂肪一般占整个肝脏湿重的5%左右，如果超过5%就是脂肪肝。"据世界卫生组织公布，全球肥胖人口有10亿。有专家预测，未来10年中国的肥胖人口将超过2亿。所以，目前国内外形成脂肪肝的最主要人群还是脂肪摄入过多的人，但过度节食可能引起的脂肪肝以往是被人们忽视的。

"肝脏是人体的'化工厂'，体内大部分代谢都在这里完成，脂肪也不例外。"人们通过多样化饮食才能达到均衡饮食，如果过度限制饮食，就会使人体内新陈代谢的"催化剂"——酶过低，合成、分解能力就会下降，势必引起体内脂质代谢紊乱，造成糖原异常增生，从而导致脂肪肝。

同时，节食还会造成糖、脂肪、蛋白质、多种微量元素、矿物质和纤维素的摄入不足。在此情况下，体内就会产生代偿，使糖、蛋白质等都可转化为脂肪堆积到肝脏，由此引起脂肪肝。

脂肪肝患者在"白领"阶层中比例为最高，他们常过量摄食，或每天三餐分配比例明显不合理，摄入营养素不平衡，酗酒、熬夜、运动量少。这些不良的生活方式引起体内脂质代谢紊乱，从而导致脂肪肝。但是，我们在临床中也经常遇到这样的病例：有些"白领"平素较注重保养，工作有规律，饮食定时定量，每日进食素多荤少，体质量亦在正常范围，体检时也被发现患有脂肪肝；有些中、老年人家庭生活不富裕，饮食很清淡，常年以米、面等粮食为主，也患有脂肪肝……有些普通工人、农民，他们缺乏保养意识，常过量摄食，尤其是高脂肪性食物，并吸烟、饮酒，肝脏却正常，这可能与他们常年的体力劳动有关。

患脂肪肝的人应该坚决改掉不良的饮食习惯，实行有规律的一日三餐。长期大量饮酒可引起脂肪肝，应坚决戒酒。同时，过量地摄食、吃零食、夜食、间食，以及过分追求高品位、高热量的调味浓的食物，会引起身体内脂肪过度蓄积，因此应尽量避免。饮食方式无规律，如经常不吃早餐，或者三餐饱饥不均，会扰乱身体的代谢动态，为肥胖和脂肪肝的发生提供条件。研究表明，在一天能量摄取量相同的情况下，固定于晚间过多进食的方式比有规律地分三次进食更容易发胖。此外，进食速度过快者不易产生饱腹感，易因能量摄入过多促发肥胖症。

目前由饮食不规律引起脂肪肝的人也越来越多，脂肪肝严重影响了人们的正常生活。这就有必要了解饮食不规律是怎么引起脂肪肝的。

临床研究发现，当营养摄入不能满足机体需要时，便会影响脱辅基蛋白及磷脂的合成，导致脂蛋白生成不足。与此同时，糖皮质类固醇分泌增多，大量游离脂肪释放到血液中，超过脂蛋白转运能力而沉积于肝内，就会引发营养不良性脂肪肝。这种疾病同其他病因导致的脂肪肝一样。

时下许多爱美的女士采用节食的方法减肥，许多儿童挑食、偏食，这都会给营养不良埋下祸根，从而逐步引发脂肪肝。因此，纠正不良的饮食习惯、合理地摄取膳食营养，是改变营养不良、预防脂肪肝的关键。

正常人群一日三餐时间一般为早餐 7 时、午餐 12 时、晚餐晚 6 时，每餐的热量比例分别为 3：4：3，而有些人的饮食结构、饮食时间和正常人群相比有显著差异。因为工作原因，很多人饮食非常不规律。比如出租车司机，他们大多在上午 9 时前后吃早餐，下午 2 时前后吃午餐，晚餐时间则延迟到凌晨，因为正常的吃饭时间往往是出租车生意的"黄金时间"。由于吃饭时间不规律，很多司机养成了暴饮暴食的习惯。吃完饭后，他们往往在车内休息，很少进行运动。长期保持这样的饮食和休息习惯，是造成他们脂肪肝发病率增高的主要原因。

5. 忌肥胖

大量流行病学调查表明，肥胖是导致儿童和成人肝功能酶学异常的原因之一。肥胖者即使没有其他伴发疾病，非酒精性脂肪肝的发生率也很高。56% ~ 78% 的肥胖者有脂肪肝，21% ~ 39% 的肥胖者存在非酒精性脂肪性肝炎，后者 10 年内肝硬化的发生率为 20%，肝病相关死亡率为 12%，死因包括肝功能衰竭和肝细胞癌。

在肥胖性脂肪肝的形成过程中，腰围增粗、近期体重迅速增加以及长期肥胖被认为是三大主因。肥胖者若半年内减去初始体重的 10%(每月减重 1 ~ 2 千克)，就可为健康带来众多益处。

人的体重增加，主要是身体内生理及生化功能改变而导致脂肪蓄积过多的状态。一般认为超过标准体重的 10% 为超重，超过 20% 为肥胖，超过 30% 为中度肥胖，超过 50% 为重度肥胖。除了高血压及心脑血管并发症外，肝胆疾病也是肥胖者容易发生的常见的并发症。约 30%~50% 的肥胖症合并脂肪肝，并常见胆囊炎与胆石症同时存在。

肥胖者大多有过量食用高糖饮食的习惯。因为大量糖质进入肝脏，超过了肝脏合成糖的贮存能力，使多余的糖转化为脂肪酸。摄取的糖越多，脂肪酸就越多，脂肪肝程度也愈重。

关于肥胖性脂肪肝形成的原因，有人认为是食物中含有高热量碳水化合物所致，并不是脂肪过高或蛋白质饮食缺乏所致。脂肪肝可伴有肝细胞坏死，形成脂肪性肝炎，即使是某些非酗酒女性患者，时间久了，也有可能会发展成肝硬化。脂肪性肝炎的发生率及程度与患者的肥胖程度有相关性，肥胖程度高的，脂肪性肝炎发生率及程度较高。重度肥胖有肝脂肪变性者，肝纤维化发生率相对较高。

对于肥胖性脂肪肝，治疗上主要是祛除病因，即减轻体重，也就是常说的减肥。其次是治疗因脂肪肝带来的肝功能损害，包括饮食治疗、运动治疗及药物治疗三个方面。肥胖症合并脂肪肝患者的饮食要合理；运动方式应以腹部运动为主（如腹部按摩、仰卧起坐等），也可选择慢跑、打球、游泳等，目的在于消耗多余的热量、减轻体重，贵在持之以恒，"三天打鱼，两天晒网"是不可取的；药物治疗可酌情选用降三酰甘油及胆固醇的药物。

肥胖性脂肪肝的饮食要点是：加强饮食管理，严格控制总热量摄入，减少脂肪、胆固醇、单糖和双糖食物的摄入，保证足够的优质蛋白，增加膳食纤维和维生素的摄入量，保证营养均衡。

6. 忌精神萎靡、多坐少动

白天精神萎靡、睡觉过多以及工作过于轻松和散漫，是导致脂肪肝的危险因素，而有一定的生活节奏和工作压力者反而不易发生脂肪肝。当然，睡眠不足和工作过度劳累紧张也不利于身体健康。事实上，任何事情都要讲究适度。

人体对多余热量的利用，除了转化为脂肪储存外，主要通过体力活动消耗掉。在肥胖症的形成原因中，活动过少比摄食过多更重要。调查表明，绝大多数脂肪肝患者习惯于久坐或不善于活动，有些患者甚至从不参加体育锻炼。年长者的新陈代谢功能逐渐衰退，运动量也随之减少，长期不运动会导致体内过剩的营养转化为脂肪，这些脂肪沉积于皮下时表现为肥胖，积存于肝脏时表现为脂肪肝。

7. 忌放任脂肪肝的宿命

很多人认为得了脂肪肝，如果身体没有明显不适症状，理化检查也没有明显异常改变，况且得脂肪肝的人多的是，根本不用治疗，对身体也没有太大危害。其实这种想法是错误的。脂肪肝有哪些危害呢？

（1）对肝脏的损害。

脂肪肝是肝脏脂代谢失调的产物，同时又是加重肝脏损伤的致病因素，这是一种互为因果、恶性循环的发展。肝细胞中脂滴增多，使肝细胞脂肪变性、肿大，细胞核被挤压偏离中心。脂肪的代谢主要在线粒体中进行，脂肪向细胞外运输主要通过光面内质网，脂肪在肝细胞内的堆积进一步加重了线粒体和内质网的负担，降低了其功能，进而影响其他营养素、激素、维生素的代谢。长期的肝细胞变性，会导致肝细胞的再生障碍和坏死，进而形成肝纤维化、肝硬化。

（2）诱发或加重高血压、冠心病。

动脉硬化与高血压、冠心病的关系十分密切。研究表明，酒精性脂肪肝患者合并高血压、冠心病，容易导致脑出血、心肌梗死。

（3）促进动脉粥样硬化的形成。

脂肪肝患者常伴有高脂血症，血液黏稠度增加。其中的低密度脂蛋白因分子量极小，很容易穿过动脉血管内膜在血管壁沉着，使动脉弹性降低，管径变窄，柔韧性减弱，最终导致血液循环障碍，血管破裂，危及生命。

（4）脑病脂肪肝综合征的危害。

此病又称内脏脂肪变性脑病，发病机制尚不清楚，线粒体损伤和酶活性丧失是病理基础。病理改变主要是弥漫性脑水肿和重度的肝脂肪变性，肝脏肿大，质地坚实，伴有显著的脑症状，如抽搐、进行性意识障碍甚至昏迷。病死率高达 70%~80%。

（5）导致肝硬化、肝功能衰竭、肝癌。

各种肝病的最终结果往往是肝硬化，脂肪肝也不例外，肝硬化继发肝细胞癌的概率较高。肝硬化又分为代偿期和失代偿期。一旦肝硬化发展到失代偿期，极易发生肝性脑病、肝腹水、消化道大出血、肝脏功能衰竭、肝肾综合征等，危及生命。

（6）急性妊娠性脂肪肝的危害。

此病又称产科急性假性黄色肝萎缩，是一种较少见、预后凶险的妊娠并发症。多发生在怀孕的最后三个月，临床表现常与肝衰竭相似，可出现急性肝功能衰竭、胰腺炎、肾功能衰竭、全身凝血异常而导致快速死亡，以首次妊娠的孕妇居多。主要表现为：起病急，病初可有恶心、呕吐、上腹痛、背痛、不同程度的高血压和水肿、黄疸进行性加重，短期内可出现昏迷、腹水、皮肤大片瘀斑、便血、尿血。一旦确诊，应要求患者立刻终止妊娠，这是唯一有效的办法。若等到晚期出现肝功能衰竭、凝血功能障碍时，再行剖宫产或引产，则可能导致患者产后大出血，危及母婴生命。

（7）诱发或加重糖尿病。

糖尿病是一种全身慢性代谢性疾病，主要由于胰岛素分泌不足或胰岛素抵抗而形成的以糖代谢紊乱为主的疾病，特征是高血糖、高血脂、高氨基酸血症。据调查，糖尿病患者中合并脂肪肝的约占50%，脂肪肝患者中合并糖尿病的约有30%~40%。脂肪肝患者的血糖水平明显高于正常人，肥胖性脂肪肝患者若血糖浓度超过正常水平，虽未达到糖尿病的诊断标准，但一般认为是糖尿病前期。脂肪肝与糖尿病是一对"难兄难弟"，两者兼有将给治疗带来更大的困难，极易顾此失彼，加速病情发展。

（8）脂肪肝合并乙型肝炎、丙型肝炎加快向肝硬化发展。

临床调查发现，慢性病毒性乙型肝炎、丙型肝炎合并脂肪肝会促进肝纤维化的发生和发展，缩短慢性肝炎向肝硬化发展的时间。肝纤维化是慢性肝炎发展为肝硬化的必然病理过程。肝纤维化是由于肝细胞外胶原基质和非胶原基质代谢失衡形成基底膜，造成肝窦毛细血管化，这是肝纤维化的分子病理学基础。脂肪肝使本来受损的肝细胞功能进一步下降，必然雪上加霜，加快肝纤维化进程，促使肝硬化形成。

（9）降低人体免疫及解毒功能。

肝脏是最大的网状内皮细胞吞噬系统，能通过吞噬、隔离和消除，改造入侵和内生的各种抗原。肝细胞脂肪变性或坏死，会导致肝脏的免疫功能下降。脂肪肝患者常伴有肝脾肿大。脾脏也是人体重要的免疫器官，脾肿大会造成脾功能亢进。淋巴 T 细胞、B 细胞在脾脏中成熟、分化，脾功能异常抑制了细胞免疫的功能。所以脂肪肝患者由于免疫功能降低、抵抗力差更容易被感染。另外，人体代谢过程中所产生的一些有害废物及外来的毒物、毒素，包括药物的代谢和分解产物，都要在肝脏中解毒，肝细胞对一切毒物通过氧化、还原、水解和结合等方式，变为无害的物质排出体外。肝细胞脂肪变性后，解毒功能降低，容易造成内毒素、外毒素在体内的潴留，对机体造成毒害。

（10）对机体消化系统的影响。

胃、肠、肝、胆都是消化系统的重要器官。机体摄取三大营养素（蛋白质、脂肪、糖）都要经过肝脏的代谢才能被机体所利用，肝脏功能受损，时间一长就会累及脾、胆、胃、肠。中医认为"见肝之病，知肝传脾，当先实脾""脾主运化"，还认为"肝胆相表里"。肝脏有病常影响胆囊的功能，临床观察也证实，脂肪肝患者中约20%~30% 伴有慢性胆囊炎、胆石症。

（11）降低生活质量，影响事业发展。

当人们检查出患有乙型肝炎、丙型肝炎时，会大惊失色，因为知道病毒性肝炎的严重性，会使同学、同事、家人因担心被传染而拒绝和你接近，会影响升学、就业、参军、出国、结婚等，所以会积极治疗。当人们查出患脂肪肝时，常不在意，也不去治疗。正是这种麻痹大意的想法导致脂肪肝在不知不觉中由单纯性脂肪肝向脂肪性肝炎发展，一旦各种临床症状、体征加重，肝功能明显异常，再去"亡羊补牢"，可能会花费更多的钱财和时间，是很不明智的。由于人们生活水平的提高，脂肪肝发病向年轻化甚至儿童化快速发展；由于办公条件的现代化，人们活动量日减，朋友聚会、社会应酬、夜生活丰富都是滋生脂肪肝的温床。据来自深圳、广州、厦门的调查显示，30 岁左右的男性脂肪肝患病率约为 20%~30%，其中白领阶层、老板、公务员比例最大，一部分人出现头晕、气短、精力不支、体力下降、厌食、乏力、性功能降低、胸闷、肝区痛、记忆力下降、烦躁不安、常发无明火等症状，在激烈的竞争中显出力不从心，影响了事业的开拓。俗话说"商场如战场"，胜出者必须是精力、体力、智力、能力等综合素质优秀者。我们衷心希望您的事业不要被脂肪肝这个无形杀手毁灭，早诊断、早治疗、轻装上阵，迎接挑战！

参考文献：

［1］梁扩寰，李绍白.肝脏病学［M］.北京：人民卫生出版社，2003.

［2］朱鹏，徐宗，王宇明.世界胃肠病学会全球指南：非酒精性脂肪性肝病及非酒精性脂肪性肝炎［J］.临床肝胆病杂志，2014,30(9)：842-845.

［3］国家中医药管理局医政司.24 个专业 105 个病种中医诊疗方案（合订本试行版）［M］.2012.

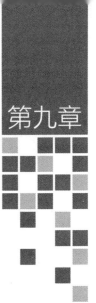

第九章

自身免疫性肝病

一、什么是自身免疫性肝病

1. 分类

自身免疫性肝病包括自身免疫性肝炎、原发性胆汁性肝硬化和原发性硬化性胆管炎。

（1）自身免疫性肝炎。

此病比较少见，多与其他自身免疫性疾病相伴，是近年来新确定的疾病之一。该病在欧美国家有较高的发病率，如在美国该病占慢性肝病的10% ~ 15%。我国目前对于该病的报道也日渐增多，因此有必要提高对本病的认识。

自身免疫性肝炎是由于自身免疫所引起的一组慢性肝炎综合征，表现与病毒性肝炎相似而常将两者混淆，但针对两者的治疗迥然不同。

自身免疫性肝炎最早于1950年提出，由于本病与系统性红斑狼疮存在某些相似的临床表现和自身抗体，最初被称为"狼疮样肝炎"。后来发现本病与系统性红斑狼疮在临床表现和自身抗体上有明显差别。1992年在英国布莱顿市举行的国际肝脏疾病专题讨论会上，正式命名为"自身免疫性肝炎"。

本病为遗传倾向疾病，具备易患基因的人群可在环境、药物、感染等因素激发下起病。病人由于免疫调控功能缺陷，导致机体对自身肝细胞抗原产生反应，表现为以细胞介导的细胞毒性作用和肝细胞表面特异性抗原与自身抗体结合而产生的免疫反应，并以后者为主。本病临床特征为女性多见，呈慢性活动性肝炎表现。检查可见高丙球血症和肝脏相关自身抗体出现，病理切片改变则表现为肝细胞呈片状坏死和桥状坏死，多有浆细胞、淋巴细胞和单核细胞浸润。实验室检查以 γ 球蛋白升高最为显著，一般为正常值的2倍以上。肝功能检测血清胆红素、碱性磷酸酶、谷氨酰转肽酶、谷草转氨酶、谷丙转氨酶均可升高，血清白蛋白、胆固醇酯降低，反映了自身免疫性肝炎以肝细胞损害为主的特征。

（2）原发性胆汁性肝硬化。

这是一种自身免疫性、慢性进行性胆汁淤积性肝病，特征是肝内小叶间胆管及中膈胆管的非化脓性、破坏性炎症，致使小胆管狭窄、闭塞及消失，伴有门脉周围炎症、肉芽肿形成及肝实质碎屑状坏死，最后进展至肝硬化门脉高压症及肝衰竭。常与其他免疫性疾病如类风湿性关节炎、干燥综合征、硬皮病、慢性淋巴细胞性甲状腺炎等并存，多见于中年妇女，起病隐匿，经过缓慢，早期症状轻微，病人一般情况良好，食欲与体重多无明显下降，约 10% 的患者可无任何症状。对原因不明的慢性进行性梗阻性黄疸病人，尤其伴有脂肪泻者，或间断性白陶土色大便者，应详细了解起病的诱因及病情进展情况，弄清是否有其他免疫性疾病存在，注意与继发性胆汁性肝硬化及其他原因肝硬化出现黄疸进行鉴别。

（3）原发性硬化性胆管炎。

这是一种病因不明的慢性胆汁淤积综合征，特征为肝内外胆管弥漫性炎性狭窄，引起胆管闭塞、胆汁性肝硬化、门静脉高压，最终进展至肝衰竭。本病多发于中、青年男性，50%~70% 左右的病例合并炎性肠病（主要是溃疡性结肠炎）。特征性病理改变为胆管纤维化性炎症，可累及肝内、肝外胆管或肝内外胆管同时受累，部分病例可并发胆管细胞癌。自身抗体检查，特别是抗中性粒细胞胞浆抗体阳性支持本病诊断，肝组织病理学检查有助于除外其他病因和进行分期，但诊断本病主要依靠逆行胰胆管造影的典型改变。

2. 治疗

中医、中药根据患者症状体征，辨证论治。肝郁脾虚，治以疏肝健脾、益气活血，逍遥散加减；湿热中阻，治以清热利湿、理气和中，茵陈蒿汤加减；瘀血阻络，治以活血化瘀、散结通络，膈下逐瘀汤加减；肝肾阴虚，治以养血柔肝、滋阴补肾，一贯煎加减。

二、临证诊疗禁忌要点

1. 自身免疫性肝炎饮食临证诊疗禁忌

（1）忌酒、羊肉、南瓜，以及生、冷、硬食品，忌食油腻、煎炸、辛辣食品及发物。

（2）少食多餐，防止饮食过饱，三餐之间加点心、蛋糕、饼干、藕粉等以补充热能。

（3）忌饮食过饱。控制食量到七八成。可吃青菜、豆腐、淡水鱼，病情好转即可食高蛋白、适量碳水化合物和脂肪，以及含有足够热能的饮食，如鲜鱼、瘦肉、奶、豆制品，主食为粥、面片。

每日保证足量水的摄入，以利小便，促进有害物的代谢。多喝果汁、蔬菜汁，补充维生素（维生素食品）、无机盐。保证糖的摄入量，除主食外，饮料可适量加糖或另食果糖。如胀气，可暂时少喝牛奶、豆浆，以及少吃产气类食物如山芋、白薯等。糖的摄入不可过量，否则易引起肥胖或血糖升高。

（4）忌增强免疫力。自身免疫性肝炎的主要治疗原则是采用免疫抑制剂，如糖皮质激素、嘌呤类药物、环磷酰胺、环孢素 A 等药物，因此增强免疫力的食物或保健品应该忌用。具体如下：

螺旋藻：螺旋藻的蛋白质含量高达 70%，生物价值为 68%。螺旋藻含有丰富的胡萝卜素、维生素 E 和其他维生素，可提高体液的 pH，纠正酸性体质，使人体处于略碱性，从而提高人体免疫力，并具有抗肿瘤、抗艾滋病的作用。

花粉：花粉是植物的精华，经常服用可抗衰老、抗疲劳，增强中枢神经系统功能，增强身体的免疫功能。

芦荟：芦荟与大蒜、洋葱、野百合一样属于百合科多年生草本植物，主要生长在干燥炎热的地区，具有极强的生命力，可清热排毒、缓泻、消炎抗菌、增强免疫力，还可护胃保肝和护肤美容。

香菇：从古到今，香菇一直被称为"长生不老药"，对病毒体有极好的过滤作用，云南的"香菇火锅宴"就是强身壮体的药膳。

蜂胶：蜂胶能提高人体巨噬细菌吞噬病毒和细菌的能力，使机体免疫处于动态平衡的最佳状态，被称为"天然的免疫增强剂"。

2.原发性胆汁性肝硬化饮食临证诊疗禁忌

（1）原发性胆汁性肝硬化患者由于存在肝脏病理改变，因而影响肝脏的营养物质代谢，饮食是否合理，直接关系到肝功能的恢复和全身的营养状况，因此合理膳食相当重要。

一般情况下，病人应以能量适中、适量的蛋白质、丰富的维生素、低脂肪、易消化、种类多样、营养均衡、口味适合、有助食欲为原则。

蛋白质是肝细胞再生的重要原料。肝硬化患者因肝功能受损，导致蛋白质合成障碍，故应坚持高蛋白饮食。但肝性脑病患者应限制蛋白质摄入量(有时要禁蛋白质饮食)，并以植物蛋白质为主。同时要保证碳水化合物摄取量每天达400克以上。脂肪的摄入要少，以不饱和脂肪酸为主。肝硬化患者易缺乏维生素，所以要注意补充维生素。

当患者腹胀时，应少喝牛奶、豆浆，少吃蔗糖等产气食物。合并有脂肪肝的患者，宜少吃甜食，适当控制饮食，限制高胆固醇饮食，如动物内脏。肝硬化有腹水的患者，应根据其轻重程度，采用低盐或禁盐饮食。

（2）每天饮食量保持恒定，以低盐、低脂肪、少糖、高蛋白为好，不吃辛辣、油腻、油炸、黏硬的食物，勿暴饮暴食，并且要注意饮食卫生，防止腹泻。

（3）绝对禁酒（包括啤酒及米酒），少喝饮料，可喝热茶。

3.原发性硬化性胆管炎饮食临证诊疗禁忌

同原发性胆汁性肝硬化、自身免疫性肝炎的饮食临证诊疗禁忌。

参考文献：

［1］Lawrence S.Friedman,Emmet B.Keeffe.肝病手册［M］.
牛俊奇，张清泉，丁艳华，译.天津：天津科技翻译
出版公司，2007.

［2］国家中医药管理局医政司.24个专业105个病种中医
临床路径（合订本试行版）［M］.国家中医药管理局，
2012.

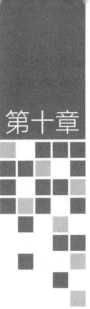

第十章

肝源性糖尿病

一、什么是肝源性糖尿病

慢性肝病患者常常并发糖代谢紊乱。临床资料表明，约有50% ~ 80% 的慢性肝病患者有糖耐量异常，其中有20% ~ 30% 的患者可发展成为糖尿病，称为肝源性糖尿病。

肝源性糖尿病发生的原因主要涉及三个方面：一是肝脏病变及肝功能减退使肝糖原合成减少，对胰岛素的利用减少，导致糖的利用与转化不足；二是未能重视饮食调整，摄入过多含糖食物，引起血糖波动；三是患病后的活动量减少，影响糖的利用，也可成为血糖增高的促发因素。

肝源性糖尿病是由于肝细胞受损致肝糖原代谢障碍及内生性胰岛素抵抗所致，特点是患糖尿病之前有肝病史但无糖尿病史，即肝病在先，糖尿病后发。患者一般有肝病的临床表现，如乏力、纳差、尿色加深、肝功检查异常及病毒学标识；同时血糖增高，尿糖阳性，且血糖、尿糖的变化与肝功能的好转或恶化相一致。

肝源性糖尿病根据患者症状体征属于中医"消渴""胁痛"等范畴，中医认为本病阴虚为本，燥热为标，根据患者症状，依据整体观念辨证论治。

肝源性糖尿病临床上并不少见，应当引起重视。但针对肝源性糖尿病的治疗方案中，药物治疗特别是口服降糖药并不适用，即便小剂量胰岛素也只用于少数严重高血糖患者。这是因为，一方面，肝源性糖尿病的血糖、尿糖升高大多不需要降糖治疗，只要通过控制饮食限制糖的摄入，并随着护肝治疗和肝功能的好转就可恢复正常，一般不会因为未经降糖治疗而出现糖尿病慢性并发症或危重型糖尿病症状；另一方面，无论是磺脲类降糖药还是双胍类降糖药，几乎都具有肝损害的副作用，在肝源性糖尿病的治疗中应被列为禁忌，否则不但会加重肝损害，反而会使血糖、尿糖更加严重。所以，当肝源性糖尿病被检查出来后，仍应将重点放在积极治疗原发肝病上，不必急于降糖，更不能使用口服降糖药。如果血糖过高需要降糖时，可给予小剂量胰岛素皮下注射治疗，一旦血糖降下来即可停药。

二、临证诊疗禁忌要点

1. 药物临证诊疗禁忌

（1）磺脲类制剂尽量不用。

磺脲类降糖药的副作用主要是出现低血糖、中等增加体重，有部分患者出现肝功异常。此类药物包括：第一代，氯磺丙脲、甲苯磺丁脲；第二代，优降糖（格列本脲）、美吡达（格列吡嗪）、达美康（格列齐特）、糖适平（格列喹酮片）；第三代，亚莫利（格列美脲）。肝源性糖尿病患者原则上不适于使用此类药物，尤其是第一代磺脲类降糖药，肝损害作用较为突出。如果患者不宜使用胰岛素（过敏或其他禁忌），可以选择对肝功能影响较小的第二、三代药品，但重型肝炎、肝硬化晚期、肝功能衰竭的患者要避免使用。

（2）小剂量双胍类制剂可试用。

双胍类制剂临床上主要用二甲双胍，二甲双胍作用机理主要是减少组织细胞糖的释放，促进肌肉、脂肪等组织对糖的利用，减轻胰岛的负担。另外它可以减轻体重，同时也很少发生低血糖，其他不良反应也较轻，价格也比较便宜，容易被病人接受。副作用为暂时性的恶心、腹泻、食欲降低，但与食物同服可以减少这些症状，最大的副作用是乳酸性酸中毒，多发生在肾功能不全或药物使用过量时。肝病患者如果不是肝硬化晚期、肝功能衰竭、肾功能不全的，可试用小剂量二甲双胍。

（3）糖苷酶抑制剂酌情选用。

糖苷酶抑制剂（如拜糖平）的主要作用是降低餐后血糖，主要通过抑制肠道内淀粉、多糖、双糖等碳水化合物的吸收，以降低餐后高血糖，并减轻胰岛 β 细胞的负荷及胰岛素抵抗，且主要在肠道被细菌或消化酶降解，经粪便排出，小部分从尿中排出，故这类药对肝脏影响较小，可酌情选用。

（4）胰岛素尽量早用。

对糖尿病患者而言，被确诊为糖尿病即意味着胰岛功能已经下降 50%，如果不进行有效的干预，随后胰岛功能也会以逐年 4%～5% 的速度进行性下降。所以，尽早使用胰岛素治疗，可以减轻胰岛负担，延缓胰岛功能下降的速度，保护残留功能，避免大血管、微血管及神经系统并发症的发生和进展。胰岛素治疗作为古老的治疗手段，优势是有着丰富的临床应用经验，在降低血糖方面最为有效，通常可以使糖化血红蛋白水平下降 1.5%～2.5%；此外，还有利于肝细胞的修复、肝功能的恢复。胰岛素的副作用主要是出现低血糖、体重增加、产生过敏反应等，使用时应注意预防。

（5）注意保肝药对血糖的影响。

某些保肝药如甘草甜素片、强力宁注射液、异甘草酸镁注射液等，具有肾上腺糖皮质激素样作用，能使患者的血糖升高，临床上必须谨慎使用。必须使用时，要密切关注患者血糖值的变化，并可使用适量胰岛素调整患者的血糖水平。

（6）重视肝病本身的治疗。

随着患者的肝病好转，肝源性糖尿病往往相应好转。反之，只顾糖尿病的治疗而忽略肝病治疗，就会本末倒置，事倍功半。故应针对各种肝病特点，制订有效的治疗方案，尽快控制肝炎病毒复制或肝细胞损伤，以促进肝源性糖尿病的好转。

2. 忌过度控制饮食

用药的同时，患者还要重视饮食控制，用运动疗法来促使血糖恢复正常。饮食控制也要适度，过于严格的饮食控制会加重低蛋白血症（肝病晚期存在营养不良）。要选择适度的有氧运动，如步行、太极拳等，且在进餐 2 小时后进行为宜。

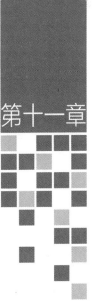

第十一章

肝豆状核变性

一、什么是肝豆状核变性

肝豆状核变性又称威尔逊病，常染色体隐性遗传的铜代谢障碍疾病。它由英国学者威尔逊首先描述和报道，是一种遗传性铜代谢障碍所致的肝硬化和以基底节损害为主的脑部变性疾病。临床上表现为进行性加重的锥体外系症状、肝硬化、精神症状、肾功能损害及角膜色素环（K–F 环）。

本病铜代谢障碍的具体表现：血清总铜量和铜蓝蛋白减少，疏松结合部分的铜量增多，肝脏排泄铜到胆汁的量减少，尿铜排泄量增多，许多器官和组织中有过量的铜沉积，尤以肝、脑、角膜、肾等处最为明显。过度沉积的铜可损害这些器官的组织结构和功能而致病。

本病大多在 10 ～ 25 岁间出现症状，男稍多于女，一般病起缓渐，临床表现多种多样，主要症状：

神经系统症状：常以细微的震颤、轻微的言语不清或动作缓慢为首发症状，之后逐渐加重并相继出现新的症状。典型者以锥体外系症状为主，表现为四肢肌张力强直性增高、运动缓慢、面具样脸、语言低沉含糊、流涎、咀嚼和吞咽常有困难。不自主动作以震颤最多见，常在活动时症状明显，严重者除肢体外头部及躯干均可波及，此外也可有扭转痉挛、舞蹈样动作和手足徐动症等。精神症状以情感不稳和智能障碍较为多见，严重者面无表情、口常张开、智力衰退。少数可有腱反射亢进和锥体束征，有的可出现癫痫样发作。

肝脏症状：儿童期患者常以肝病为首发表现，成人患者可追溯到"肝炎"病史。肝脏肿大，质地较硬而有触痛，肝脏损害逐渐加重可出现肝硬化症状，脾脏肿大，脾功亢进，腹水，食管静脉曲张破裂及肝昏迷等。

角膜色素环：角膜边缘可见宽约 2 ～ 3 毫米的棕黄或绿褐色色素环，用裂隙灯检查可见细微的色素颗粒沉积，为本病重要体征，一般于 7 岁之后可见。

肾脏损害：因肾小管尤其是近端肾小管上皮细胞受损，可出现蛋白尿、糖尿、氨基酸尿、尿酸尿及肾性佝偻病等。

溶血：可与其他症状同时存在或单独发生，由于铜向血液内释放过多损伤红细胞而发生溶血。

肝豆状核变性病根据患者症状体征属于中医"颤证""积聚"等范畴，中医根据患者症状，依据整体观念辨证论治。

二、临证诊疗禁忌要点

1. 禁用含铜高的食物

病人每天饮食中铜的含量不超过 1 ～ 1.5 毫克。禁止食用肥猪肉、动物内脏和血、小牛肉等，各种豆类、坚果类、菌类、贝类、牡蛎和虾蟹类，龙骨、文蛤、乌贼骨、河蚌壳、螺蛳壳、全蝎、僵蚕等动物性中药，以及巧克力、可可、咖啡等。

含铜较高的食物有牛肉、鸡蛋、菠菜、香菜、芥菜、茄子、芋头、葱、糙米、标准面粉和蜂蜜等，应尽量少吃。

适宜日常摄食的低铜食物有：精白米、面、瘦猪肉、瘦鸡鸭肉、马铃薯、小白菜、萝卜、藕、芥蓝、橘子、苹果、桃子、砂糖、牛奶。适量选用锌、锰含量高的食物，可抑制铜在肠道的吸收。

蛋白质是构成组织和修复细胞的重要物质，还有保护肝脏的功能。据报道，蛋白质的分解产物氨基酸与铜结合，可促进铜的排出。一般每天每千克体重给予 1.5 ～ 2 克，多选用蛋清、牛奶及奶制品等优质蛋白质。大多数肝豆状核变性患者有肌强直或严重震颤、不自主运行导致体力消耗过多，故应注意适当补充营养。

2. 饮食注意

给予饮食治疗的同时，应注意忌用兴奋神经系统的食物，如浓茶、咖啡、肉汤、鸡汤等，以免加重脑损害；对病情严重、进干食易呛及吞咽困难者，烹饪时可采用蒸、煮、烩、炖的方法，将食物制成半流质。

3. 并发症的饮食临证诊疗禁忌

患者如出现假性球麻痹等引起吞咽困难时，切忌进食馒头、包子、烧饼等块状食物，以防止误咽、阻塞气管导致窒息事故。

肝型或肝脑型肝豆状核变性患者，常并发食管静脉曲张，必须避免吃坚硬、带刺及油炸的食物；进食时要细嚼慢咽，防止坚硬食物损伤曲张食管静脉，导致上消化道大出血。

急性或慢性肝功能衰竭患者，要严格控制蛋白质的摄入，待意识障碍改善后逐渐增加，一般为每日 30 克（每千克体重 0.5 克）。但禁食蛋白质时间不宜过久，以免加重低蛋白血症和影响肝细胞修复。

并有腹水的患者，宜食用低盐高蛋白饮食，多食黑鱼汤、冬瓜汤可能有利尿消肿的功效。有鼻出血、牙龈出血者，可食用藕粉、藕汁等有清热、凉血、止血作用的食物。

便秘患者一般可饮用清凉饮料，口服石斛晶以滋阴生津。实热便秘者，可将肝豆汤中的生大黄适当加量，或将 40 ~ 70 克番泻叶用沸水冲泡代茶，以清热、泻火、通便；也可用轻泻剂通便，但酚酞有引起出血的倾向，不宜经常服用。

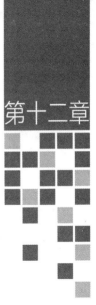

第十二章

胆囊炎、胆石症、胆囊息肉

一、概述

1. 胆囊炎

此病分急性和慢性两种，临床上多见，尤以肥胖、多产、40岁左右的女性发病率较高。

急性胆囊炎发病与胆汁淤滞和细菌感染密切相关。主要致病菌为大肠杆菌（占60%～70%）、克雷伯菌、厌氧杆菌等革兰阴性菌，多由肠道经胆总管逆行进入胆囊，少数经门静脉系统至肝，再随胆汁流入胆囊。

慢性胆囊炎一部分为急性胆囊炎迁延而成，但多数患者既往并无急性发作史。约70%的患者伴有结石。由于胆石的刺激，加上在长期慢性炎症的基础上，有过反复多次的急性发作，可使胆囊萎缩或囊壁纤维组织增生肥厚，终致囊腔缩小、功能丧失。若胆囊管为结石、炎性粘连或瘢痕完全阻塞，胆汁无法流进胆囊，胆囊内原有的胆汁，因胆色素逐渐被吸收，黏膜仍不断分泌无色水样黏液（白胆汁），即可形成胆囊积水；若继发感染，则演变为胆囊积脓。

一般认为，胆囊小结石易阻塞胆囊管，引起急性胆囊炎；较大的结石常无明显的腹部绞痛，仅引起慢性胆囊炎的表现。慢性胆囊炎是指胆囊的慢性炎症，引起慢性炎症最常见的原因是胆囊内有结石。可以这样说，几乎所有胆囊内有结石的人都有慢性胆囊炎。慢性胆囊炎可以是急性胆囊炎发作过后的后遗症。患者在一次急性胆囊炎发作之后，几乎不可避免地发展成为慢性胆囊炎。然而，实际上多数急性胆囊炎是慢性胆囊炎的急性发作，有相当一部分患者的慢性胆囊炎是在不知不觉中发生的，以前从来没有急性胆囊炎的病史。

慢性胆囊炎的临床表现多不典型，亦不明显。平时可能经常有右上腹部隐痛、腹胀、嗳气、恶心和厌食油腻食物等消化不良症状，有的患者则感右肩胛下、右季肋或右腰等处隐痛，在站立、运动及冷水浴后更为明显。病人右上腹肋缘下有轻度压痛，或压之有不适感。超声检查可见胆囊增大，排空功能障碍。发现有结石时，则诊断可以确定。

2. 胆石症

胆管或胆囊产生胆石而引起剧烈的腹痛、黄疸、发热等症状，称为"胆石症"。胆石症是最常见的胆道疾病。

在我国，胆石症是一种常见病，近年来患胆石症的人有逐年升高趋势。按结石所含的成分可分为胆固醇结石、胆色素结石、混合型结石，其中以胆固醇结石最为多见。按发生的部位可分为胆囊结石、肝外胆管结石和肝内胆管结石，其中胆囊结石占全部结石的50%左右。

3. 胆囊息肉

胆囊息肉是因为胆汁分泌多，胆囊营养不足，所以当胆汁成分发生改变，胆囊过度浓缩胆汁的时候，胆囊就被腐蚀破坏了，出现了炎症，也就是胆囊炎；如胆囊壁长时间不能愈合，就形成息肉。患了胆囊息肉是否需要手术，取决于下列情况：年龄，病变大小，数量，部位，形状，有无临床症状或合并胆囊结石，能否排除胆囊恶性肿瘤的可能。因此，当超声检查发现有息肉样病变时，要在手术治疗和非手术治疗上做出抉择。

手术适应证一般为：合并胆囊疾病，如胆囊结石、急性或慢性胆囊炎，并有明显临床症状者，均应施行胆囊切除术；无明显症状的5毫米左右的多发性息肉不需手术，可继续观察；大小在10毫米以下无临床症状的单发息肉，应定期观察（3个月），若病变有增大趋向，应行手术；大小在10毫米以上的单发息肉或位于胆囊颈部，不论有无临床症状，均应手术；疑有早期胆囊癌可能，也应该考虑手术治疗。

4. 诊断要点

（1）反复发作性的右上腹痛，可向右肩胛下区放射。腹痛发生可与高脂、高蛋白饮食有关。

（2）可伴消化不良症状，可有或无右上腹压痛。

（3）超声等影像学检查发现胆囊结石和（或）CCK-HIDA 评估为胆囊低喷射指数 (喷射指数 <35%)。

（4）需与急性胆囊炎、功能性消化不良、消化性溃疡、肝脓肿、急性心肌梗死等可能出现右上腹痛的疾病鉴别。

5. 治疗

中医、中药治疗胆囊炎有悠久的历史，辨证论治。肝胆气郁，治以疏肝解郁、行气利胆，柴胡疏肝散加减；气滞血瘀，治以疏肝理气、活血通络，四逆散合失笑散加减；肝胆湿热，治以清热利湿、疏肝利胆，茵陈蒿汤加减；阴虚瘀滞，治以滋阴清热、疏肝利胆，一贯煎加减。针灸治疗常用穴位有胆俞、胆囊、阳陵泉、期门、足三里等。

二、临证诊疗禁忌要点

1. 急性胆囊炎

（1）忌食油炸、煎的食物，忌食蛋类、肉汤，忌饮酒。进食应限于低脂肪、低蛋白、少量易消化的流食或半流食，随着病症的消退可逐渐加入少量脂肪及蛋白食物，如瘦肉、鱼、蛋、奶和水果及新鲜蔬菜等。

（2）控制饮食可以预防胆囊炎急性发作，因为脂肪类食物可促进缩胆囊素的产生而增强胆囊的收缩，如果胆道口括约肌不能及时弛缓使胆汁流出，则可有上腹部不适的感觉。

2. 慢性胆囊炎

（1）勿吃动物的脑与肾、蛋黄、油炸食物、辛辣食品。

慢性胆囊炎患者，平日进食应以清淡、易消化的食物为主；应饮用大量水 (1500 ~ 2000 毫升)，以稀释胆汁；每 2 ~ 3 小时进食 1 次，以刺激胆汁分泌；吃易消化的蛋白质，每天 50 克。

（2）忌食高脂肪、高胆固醇类食物。

不要饱餐，应采用高碳水化合物流质饮食，如稀饭等。猪肉、牛肉、羊肉、奶油、黄油、油炸食物（特别是荷包蛋）、动物内脏、鱼子以及多油糕点等，均属高脂肪类食物，胆囊炎患者应尽可能地少食此类食物。当患者食用此类食物后，会刺激胆囊收缩，分泌大量的胆汁，这样胆囊就会发生强烈收缩，从而引起胆囊炎的急性发作。因此，为了减轻有病胆囊的负担，合理地安排饮食是非常重要的。患者平时饮食亦应坚持易消化、少渣滓食物，以避免产生气体。一切酒类、刺激性食物、浓烈的调味品均可促进胆囊收缩，使胆道括约肌不能及时松弛，造成胆汁流出，从而使胆囊炎急性发作，所以均应避免。胆囊炎急性发作时，患者宜食易消化的半流食或流食，重者应予禁食、胃肠减压及静脉补液。

（3）忌饮食不规律。

在饮食规律方面，宜定时定量，少吃多餐，不宜过饱。在饮食结构上，宜多吃萝卜、青菜、豆类、豆浆等副食。萝卜有利胆作用，并能帮助脂肪的消化吸收；青菜含大量维生素、纤维素；豆类含丰富的植物蛋白。此外，还应补充一些水果、果汁等，以弥补炎症造成的津液和维生素的损失。

日常饮水方面可以喝矿泉水，且以含有硫酸镁、硫酸钠、碳酸氢钠的矿泉水为佳，能使胆囊收缩，促使胆汁排出。平时应多饮水，每日饮水量应在 1500 毫升以上。饮食要有节制，避免暴饮暴食。

（4）忌便秘。

胆囊炎患者应避免便秘，因其能影响胆汁的排出，易导致胆囊炎的发作，所以应适当食用一些含粗纤维的蔬菜和水果。对久坐的人应强调进行户外活动，可选择做操、跑步、散步、太极拳、气功等。提倡腹式呼吸，能对胆、胰、肠、胃起到有节律的"按摩"作用，同时还可促进胃肠的蠕动，有利于大便的排出。

（5）忌食刺激性食物。

胆囊炎患者在饮食上不仅要注意食物细软，易于消化，少食多餐，更要忌食辛辣、酒等刺激性食物，以减少或避免对胆囊的刺激。味道强烈的调味品，如辣椒、咖喱、辣油等可促进胆囊收缩素产生，引起胆囊强烈收缩，胆道口括约肌不能松弛，从而影响胆汁流出，均应忌用。

总之，患胆囊炎的人，饮食安排不仅适用于急性发作时，即使在静止期或恢复期也应如此，以防复发。

（6）忌食易引起胀气的食物。

胆囊炎患者常因胀气而病情加重，所以凡是能引起胀气的食物务必慎食，如芹菜、韭菜、黄豆、土豆、甘薯、毛笋、竹笋、蒜苗、大蒜等。这类食物中部分是粗纤维食物，能促进胆囊收缩素的产生，导致胆囊强烈收缩、括约肌不松弛而引起疼痛。

（7）忌食油炸食品、过冷食物。

凡油煎、油炸、油炒的食物，如炸猪排、炸牛排、油炸鸡、油煎饼、油条、油炸花生米等都不宜食用。因脂肪在高温下会产生丙烯醛，能反射性地引起胆道痉挛，刺激胆道，可引起疼痛。

温热的食物能使胆道口和胆道壁的平滑肌松弛，有利于胆汁排出；过冷的食物可引起胆道括约肌的痉挛，从而引起胆囊区的隐痛和绞痛。

3.胆石症

（1）忌饮食不规律。

有规律地进食（一日三餐）是预防结石的最好方法。因为未进食时胆囊中充满了胆汁，胆囊黏膜吸收水分使胆汁变浓，此时胆固醇/卵磷脂大泡容易形成，胆汁的黏稠度亦增加，最终形成胆泥。如果进食，当食物进入十二指肠时，会反应性地分泌胆囊收缩激素，使胆囊收缩，这时大量稠的和含有胆泥的胆汁被排到肠道内，因此可以防止结石的形成。

前些年曾有数名医生去国外工作，由于在国外生活不规律，长时间不吃早餐，结果几年后回到国内一检查，大多都不同程度地得了胆囊结石。因此，我们要保持良好的饮食生活规律，一日三餐均匀进食，使胆汁分泌有规律，防止胆汁浓缩淤积，预防结石的产生。

（2）日常临证诊疗禁忌。

多饮水可以使胆汁不过分浓缩。不食高脂肪食物，勿过食甘肥，因为脂肪和胆固醇摄入过多，身体肥胖，易生成胆固醇结石。勿嗜酒，嗜酒易患胆结石。要适当运动，久坐久卧不动，会使胆汁在胆道内运行缓慢，胆汁的滞留就会为结石的产生创造条件。中医学认为胆结石的产生与肝郁气滞有关，现代医学认为乐观开朗的情绪会调整身体的新陈代谢，使各脏器正常运行，因此，保持乐观开朗的情绪对预防胆结石大有好处。

积极防止胆道感染，尤其要讲究饮食卫生。预防蛔虫等寄生虫感染，可防止结石发生，因为不少胆结石是以逆行到胆道的蛔虫卵和蛔虫残体为核心形成的。

忌大吃大喝。因为暴饮暴食会促使胆汁大量分泌，胆囊强烈的收缩又会引起胆囊发炎、局部绞痛等。

（3）饮食临证诊疗禁忌。

忌食高脂肪食物。因食油脂类食物能使胆囊强烈收缩，使症状加重，尤其在急性期，可食无油脂的流质食物。病情缓解后逐渐供应低脂饮食，只能用植物油。

不宜吃含胆固醇高的食物。胆固醇的代谢需要肝脏进行大量的工作，如代谢不完全，又会成为结石的重要原料。有研究证明，胆结石的主要成分90%~99%系胆固醇构成，故限制胆固醇含量高的食物可调整胆固醇代谢障碍，防止结石形成。含胆固醇高的食物主要有动物内脏，如猪脑、牛脑、猪腰、猪肝、鸭肝、羊肝、猪肚、猪心等，其他还有蚶肉、蟹黄、鲫鱼、松花蛋、咸鸭蛋、鸡蛋黄、鸭蛋黄、水发鱿鱼、虾皮等。

忌食刺激性食物。如酒、辛辣食物、浓茶、咖啡、酸性食物等都会促进胆囊急剧收缩，使胆道括约肌不能及时松弛而造成胆汁流出，从而可导致胆结石或胆囊炎急性发作。

（4）急性发作期临证诊疗禁忌。

胆石症的急性发作伴有剧烈的疼痛，患者在保持安静的同时应禁食，用静脉输液的方法补充水分、葡萄糖、维生素等。禁食1~2天后，如果疼痛有所减轻，高热减退，无恶心、呕吐症状，可进食全流质饮食。这一阶段应每日五餐，每餐可由50毫升逐渐增至200毫升，定量供给。可用温开水和淡茶水补给水分，也可从蜂蜜水、藕粉、蔬菜汁、果汁中摄取营养。

胆囊切除或腹腔镜胆囊切除术是治疗胆囊结石的首选办法，效果确切。如果症状较明显，且结石直径超过2厘米的患者，一定不要忌讳手术，因为这样的结石通过口服药物是不能排出来的，此时胆囊不留也罢。就好比急性阑尾炎发作时的阑尾，已经失去了它应有的功能，切除更为适合。

4.胆囊息肉

（1）忌酒及含酒精类饮料。

酒精在体内主要通过肝脏分解、解毒，所以，酒精可直接损伤肝功能，引起肝胆功能失调，使胆汁的分泌、排出过程紊乱，从而刺激胆囊形成新的息肉及（或）使原来的息肉增长、变大，增加胆囊息肉的癌变系数。

（2）忌不食早餐，饮食要规律。

饮食规律、吃好早餐对胆囊息肉患者极其重要。肝脏在人体内主管分泌胆汁，分泌的胆汁存储入胆囊内，胆汁的功能主要是消化油性食物。如果不吃早餐，则前一天晚上分泌的胆汁利用不上，在胆囊内滞留时间过长，可刺激胆囊形成胆囊息肉或使原来的息肉增大、增多，所以早餐最好吃些含植物油的食品。

（3）忌高胆固醇饮食。

胆固醇摄入量过多，可加重肝胆的代谢、清理负担，并引起多余的胆固醇在胆囊壁结晶、积聚和沉淀，从而形成息肉。所以，胆囊息肉患者应降低胆固醇摄入量，尤其是晚上，应避免进食高胆固醇类食品，如鸡蛋（尤其是蛋黄）、肥肉、海鲜、无鳞鱼类、动物内脏等。

（4）胆囊切除术后的饮食原则。

切除胆囊后，机体便失去了胆囊的储存、浓缩、排泌胆汁等功能。表现在脂肪消化功能上是没有浓缩的胆汁进入小肠，肠内胆汁酸浓度降低，胆盐的含量也比正常人减少一半。如果摄入的食物中脂肪含量较多，会引起脂肪的消化不良并影响脂溶性维生素的吸收，经过一段时间后机体会逐渐适应和代偿，这一过程需要 2 ~ 3 个月。因此，在这段适应的时间里，病人对脂肪摄入量要加以限制，尤其是一次不能吃含太多的动物脂肪的食物。一般采用少吃多餐的办法，每餐不宜过饱。食物内容可以是低脂半流食或低脂软饭，如各种粥类、面条、面包、饼干、豆腐、蛋清、去脂牛奶、低脂瘦肉、少纤维蔬菜和水果等。烹调以炖、蒸、煮的方法为宜。根据对食物的耐受情况，脂肪控制可以从每日 20 克过渡到每日 40 克。患者手术后经过一段适应时间，可以逐渐增加对脂肪食物的摄取量。

参考文献：

［1］刘立昌，桂颖.百病禁忌［M］.长春：吉林科学技术
出版社，1994.

［2］袁耀宗.中国慢性胆囊炎、胆囊结石内科诊疗共识意
见（2014 年）［J］.中华消化杂志，2014(12).

［3］国家中医药管理局医政司.24 个专业 105 个病种中医
诊疗方案（合订本试行版）［M］.国家中医药管理局，
2012.

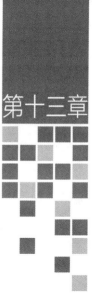

第十三章

肝胆疾病常见并发症

一、上消化道出血

1.概述

上消化道出血是指屈氏韧带以上的消化道，包括食管、胃、十二指肠或胰、胆等病变引起的出血，胃空肠吻合术后的空肠病变出血亦属这个范围。大量出血是指患者在数小时内失血量超出1 000毫升或循环血容量的20%，临床主要表现为呕血和（或）黑便，往往伴有血容量减少引起的急性周围循环衰竭。这是常见的急症，病死率高达8%~13.7%。

上消化道出血的病因很多，常见为消化性溃疡、急性胃黏膜病变、肝硬化食管胃底静脉曲张以及胃癌等疾病。

2.早期识别

上消化道出血引起的呕血和黑粪首先应与由于鼻衄、拔牙或扁桃体切除而咽下血液所致者加以区别，也需与肺结核、支气管扩张、支气管肺癌、二尖瓣狭窄所致的咯血相区别。此外，口服禽畜血液、骨炭、铋剂和某些中药也可引起粪便发黑，有时需与上消化道出血引起的黑粪鉴别。

3.临床表现

（1）显性出血。

表现为便血。根据出血部位不同，空肠出血时可为水样便血及柏油样便，末端回肠及升结肠出血可呈深紫色，血便与粪便相混。低位结肠出血，血是鲜红色，附在粪便表面。另外要注意血便性状与出血速度，这与出血量大小亦有关系。低位小肠或右半结肠出血量少，速度慢，在肠道停留超过14小时，大便即可呈黑色，不要误认为是上消化道出血。上消化道出血量在1 000 mL以上，速度快，4小时左右排出，大便可呈暗红或鲜红色，易误认为下消化道出血。

（2）非显性出血。

表现为失血性贫血或大便潜血阳性，易被误诊，故一定要注意伴随症状，如腹痛、腹部包块、发热、食欲不振、体重下降等。

4. 诊断

（1）急性非静脉曲张性上消化道出血

①患者出现呕血、黑便症状及头晕、面色苍白、心率增快、血压降低等周围循环衰竭征象，急性上消化道出血诊断基本可成立。

②内镜检查无食管胃底静脉曲张并在上消化道发现有出血病灶，急性非静脉曲张性上消化道出血诊断可确立。

③下列情况可误诊为急性非静脉曲张性上消化道出血：某些口、鼻、咽部或呼吸道病变出血被吞入食管，服某些药物(如铁剂、铋剂等)和食物(如动物血等)引起粪便发黑。对可疑患者可做胃液、呕吐物或粪便隐血试验。

④部分患者出血量较大，肠蠕动过快也可出现血便。少数患者仅有周围循环衰竭征象，而无显性出血，对此类患者不应漏诊。

（2）静脉曲张及出血

金标准是食管 - 胃 - 十二指肠镜检查（EGD）。最为方便的是将曲张静脉分为小与大两类（以 5 毫米口径为界）。代偿良好的肝硬化且首次 EGD 检查未发现曲张静脉者需 2 ～ 3 年重复检查 1 次，有小曲张静脉者 1 ～ 2 年重复检查 1 次，失代偿肝硬化者则需每年检查 1 次。EGD 还是确认曲张静脉出血的主要手段，根据以下所见之一：看到曲张静脉出血；曲张静脉上有白斑或血块；食管及胃中除曲张静脉再无其他出血因素存在。

5. 临证诊疗禁忌要点

（1）饮食临证诊疗禁忌。

此类患者在饮食上要严格戒酒，吃少渣易消化的质软的食物，以防食物划破弯曲的静脉丛。蔬菜要切碎制软，避免食用含纤维高的根茎类菜。对肉类宜食用鲜嫩的肉丝、肉末并制软，采用炖、煮、蒸等方法。不吃用油煎炸的食物。主食以发酵的软食，如面包、发糕及馒头等易消化的为好。避免吃坚硬粗糙的食物，如粗杂粮、生菜、生果，以及带骨带刺的鸡、鱼类食物。少吃产酸、产气的食物，如红薯能使胃酸增加，萝卜、蒜苗等易引起胀气。禁食强刺激性调味品，如辣椒等。

发生上消化道出血时，患者要禁食。出血停止后 2～3 天可开始进食，先多次、少量饮一些糖盐水，然后进流食、米汤、藕粉等。进流食 2～3 天后可食半流食，如面片汤、米粥、蛋羹等无渣、易消化、易吸收的食物。

切忌进食质硬、粗糙的易损伤食管和胃黏膜血管的食品。对出血量较大的患者，极易继发营养不良、肝功能恶化和低蛋白血症，从而发生腹水，故应积极纠正贫血和低蛋白血症。除按需要适当输血和白蛋白外，须从饮食中补充高蛋白、高维生素的食物。

多数患者于 7~10 天后血容量已补足，此时门静脉压又恢复高压状态，应特别警惕再出血的可能。对肝硬化上消化道出血的患者还要进行胃、肠营养补充。因为肝硬化上消化道出血主要是食管和（或）胃底的静脉破裂出血，而胃的黏膜却是正常的，这时插入胃管并从胃管注入营养物质，对肝硬化上消化道出血患者的恢复是很有益的。

（2）保持大便通畅。

用力排便、咳嗽等会增加腹压，应避免。

（3）劳逸结合，保持情绪稳定。

首先，要注意休息，避免过度劳累。其次，既要重视疾病，积极配合治疗，又要培养乐观心情。由于患病时间长、病情反复及对预后的担忧，病人常常精神负担较重，情绪不稳定。现代医学已发现，情绪与机体免疫系统的功能密切相关。用乐观、积极的态度对待疾病和人生，往往能收到事半功倍的效果。

（4）忌烟。

烟叶中的有害成分对消化道黏膜有较大的刺激作用，易使消化道黏膜发炎，造成幽门及食管下端括约肌功能紊乱，以致胆汁及胃内容物反流，加重病情。所以，有上消化道出血病史的患者应该尽量避免吸烟。

二、肝硬化腹水

1. 概述

腹水是肝硬化的主要并发症，肝硬化患者一旦出现腹水，标志着硬化已进入失代偿期（中晚期）。腹水出现的早期，患者仅有轻微的腹胀，很容易误认为是消化不好，因此慢性肝炎尤其是肝硬化患者如果近期感觉腹胀明显、腰围增大、体重增加、下肢浮肿，应该及时到医院检查。腹水形成的主要原因为：门静脉压力升高、白蛋白降低、肾脏有效循环血量减少、内分泌功能紊乱等。

2. 评估与诊断

（1）住院或门诊新发的明显腹水患者，应行腹腔穿刺术获取腹水。

（2）由于出血非常少见，腹腔穿刺术之前不推荐常规预防性使用新鲜冰冻血浆或血小板。

（3）初步的腹水实验室检查应包括腹水细胞计数和分类、腹水总蛋白与血清腹水白蛋白梯度［血清腹水白蛋白梯度＝血清白蛋白（克/升）－腹水白蛋白（克/升）］。

（4）如疑似腹水感染，抗生素治疗前应行腹水培养。

（5）为排除可能存在的疾病，可行其他腹水检查。

（6）血清癌抗原125检测无助于腹水的鉴别诊断，故不推荐用于任何类型的腹水患者。

3. 中医治疗

中医根据患者症状体征，辨证论治。气滞湿阻，治以疏肝理气、运脾利湿，柴胡疏肝汤合胃苓汤加味；水湿困脾，治以温中健脾、行气利水，实脾饮加味；水热蕴结，治以清热利湿、攻下逐水，中满分消丸合茵陈蒿汤加味；瘀结水留，治以活血化瘀、行气利水，调营饮加味；阳虚水盛，治以温补脾肾、化气利水，附子理苓汤或济生肾气丸加味；阴虚水停，治以滋肾柔肝、养阴利水，六味地黄丸合一贯煎加味。

4. 临证诊疗禁忌要点

饮食上要给予足够的热量。充足的热量可减少机体对蛋白质的消耗，减轻肝脏的负担，有利于组织蛋白的合成。肝硬化患者每日食物热量以 2 500 ～ 2 800 千卡较为适宜。按体重计，每日每千克体重约需热量 35 ～ 40 千卡。要保证摄入全面而丰富的维生素：B 族维生素对促进消化、保护肝脏和防止脂肪肝有重要作用，维生素 C 可促进新陈代谢并具有解毒功能，脂溶性维生素 A、维生素 D、维生素 E 对肝都有不同程度的保护作用。

忌高糖、高脂饮食。糖类供应要充足，每日以 300 ～ 500 克为宜。充足的糖类可保证肝脏合成并贮存肝糖原，对防止毒素对肝细胞的损害是必要的。但是患者过多进食糖类，不仅影响食欲，而且容易造成体内脂肪的积聚，诱发脂肪肝及动脉硬化等症；体重也会日渐增加，进一步加重肝脏的负担，导致肝功能日渐下降。脂肪摄入不宜过多，故要少用动物油，可用植物油。肝硬化患者的肝脏胆汁合成及分泌均减少，使脂肪的消化和吸收受到严重影响。进食过多的脂肪后，过多的脂肪在肝脏内沉积，不仅会诱发脂肪肝，而且会阻止肝糖原的合成，使肝功能进一步减退。一般来说，每日以 40 ～ 50 克为宜。

忌盲目摄入蛋白质。蛋白质补充要适量，一般每日供给

100 ~ 120 克。血浆蛋白质减少时，需大量补充蛋白质，每日每千克体重可供 1.5 ~ 2 克，有腹水或使用糖皮质激素治疗者可增至每日每千克体重 2 ~ 3 克。含蛋白质较高的饮食对保护肝细胞、修复已损坏的肝细胞有重要意义。当患者血浆蛋白过低而引起腹水和水肿时，可增加蛋白质摄入量；患者肝功能严重受损或出现肝昏迷先兆症状时，不应给予高蛋白饮食，要严格限制蛋白质摄入量，以减轻肝脏负担和减少血液中氨的浓度。另外还须摄入适量的矿物质。有报道称，肝硬化患者体内锌、镁离子的缺乏已引起人们的注意，因此在日常生活中应适量摄取含锌和镁丰富的饮食，如瘦猪肉、牛肉、羊肉、鱼类、绿叶蔬菜、豌豆和乳制品等。

禁止饮酒。酒精在体内主要通过肝脏进行代谢，排出体外，饮酒会加重功能本已减退的肝脏的负担。所以，肝硬化腹水患者应绝对禁止饮酒或喝一切含有酒精的饮料，并忌用刺激性食物，如辣椒、芥末等。

食物宜柔软不宜粗糙。肝硬化患者应避免食用带刺带骨的鱼、肉类以及芹菜、韭菜、老白菜、黄豆芽等含粗纤维的食物，更不能食用硬、脆的干食品，以防止刺伤食管造成破裂出血。伴有食管静脉曲张者宜食用流质食物，如菜泥、肉末、软饭等，但上消化道出血时应禁食。

少食多餐。由于肝硬化患者的消化能力降低，故每次进食不宜过量，以免加重肝脏负担。要少食多餐，尤其是在出现腹水时，更要注意减少进食量，以免增加饱胀不适的感觉。另外，虽然多吃蔬菜和水果对肝病患者有益，但应防止过多食用对肝脏有损害的食物，如扁豆、萝卜、蒜、洋葱、菠菜等。因为这类食物中含有醚油类物质，会对肝脏和胆囊产生不良刺激。

忌食盐过多。普通腹水患者每天进食的盐量只能相当于正常人的 1/4（约 2 克氯化钠），严重的腹水患者则要禁盐，可用无盐酱油来调味。有些食物（如面包等）中含有大量的盐，腹水患者在选择时要加以考虑。有的医生认为，在使用利尿剂的情况下进食的盐量不必严格控制，但是大量的资料说明，低盐对减轻腹水的形成总是有利的，所以还是低盐为好。

忌大量饮水。肝硬化腹水的出现，提示肝脏功能进入失代偿状态，也是肝硬化患者到中、晚期经常出现的症状。肝硬化腹水患者除了要注意上述应注意的问题，还要严格限制进入体内的盐和水的数量。这种限制本身就是治疗腹水的重要措施。大约有 10% 的腹水患者仅仅通过严格控制进水量和进盐量，再加上适当的休息和营养就可以使腹水消退。一般来说，患者每天总进水量宜控制在 1 500 毫升左右。临床上一般以尿量的多少来调整进水量。

三、肝衰竭

1. 概述

肝衰竭可在急性或慢性肝病、肝中毒症、其他系统器官衰竭等的过程中发生，肝有弥漫性病变，有关的合成、转输、贮存、解毒等功能降低，严重影响全身机能。临床表现为意识障碍、黄疸、呼气有肝臭、出血倾向等，必须及早进行救治，否则转归不良。

2. 分类

根据病理组织学特征和病情发展速度，肝衰竭可被分为四类：急性肝衰竭、亚急性肝衰竭、慢加急性（亚急性）肝衰竭和慢性肝衰竭。

3. 肝衰竭的诊断

肝衰竭的临床诊断需要依据病史、临床表现和辅助检查等综合分析。

（1）急性肝衰竭。

急性起病，2 周内出现 II 度及以上肝性脑病（按IV度分类法划分）并有以下表现者：①极度乏力，并有明显厌食、腹胀、恶心、呕吐等严重消化道症状；②短期内黄疸进行性加深；③出血倾向明显，PTA ≤ 40%，且排除其他原因；④肝脏进行性缩小。

（2）亚急性肝衰竭。

起病较急，15 日 ~ 26 周出现以下表现者：

①极度乏力，有明显的消化道症状；②黄疸迅速加深，血清总胆红素大于正常值上限 10 倍或每日上升 ≥ 17.1 μmol/L；③凝血酶原时间明显延长，PTA ≤ 40%并排除其他原因者。

（3）慢加急性（亚急性）肝衰竭。

在慢性肝病基础上，短期内发生急性肝功能失代偿的主要临床表现。

（4）慢性肝衰竭。

在肝硬化基础上，肝功能进行性减退和失代偿。诊断要点：①有腹水或其他门静脉高压表现；②可有肝性脑病；③血清总胆红素升高，白蛋白明显降低；④有凝血功能障碍，PTA ≤ 40%。

4. 中医治疗

寒湿阻遏，治以温中化湿、健脾和胃，茵陈术附汤加味；脾虚湿盛，治以健脾养血、利湿退黄，黄芪建中汤加味。

5. 临证诊疗禁忌要点

（1）饮食临证诊疗禁忌。

①严禁饮酒及饮用酒精类饮料。忌辛辣食物及辛辣调味品，忌食含铅、添加剂、防腐剂的罐头类食品。禁食煎炸等硬固食物，以防损伤食管或胃出血。

②忌饮食过量。肝功能严重受损时，若一次食用过量的食物，不仅会造成消化不良，而且会因产氨过多而诱发肝性脑病。因此，患者的食物供给要适量，要严格控制饮食。同时，对厌食患者要

及时补充食入量，以免造成机体热量供应不足而影响肝功能恢复。

③忌蛋白质摄入过量。合理确定饮食中蛋白质的供给量极为重要，供给量过低，反而加剧自身蛋白质的分解，不利于肝病的恢复；供给量过高，可能会导致或加重肝昏迷，因而需根据病情而定。因各种氨基酸产生氨的能力不同，蛋氨酸、甘氨酸、丝氨酸、苏氨酸、组氨酸、赖氨酸及谷氨酰胺和门冬酰胺等在体内产氨较多，故在选择蛋白质时应加以注意。

严重肝性脑病患者暂不宜食用动物蛋白食品，应补充某些植物蛋白，如豆腐脑和豆浆，以避免出现负氮平衡。当病情允许供给少量动物性蛋白时，应平均分配在三餐中，使得蛋白质的互补作用充分发挥，以提高蛋白质的营养价值。

选择时应以富含支链氨基酸的蛋白质为宜，因为肝性脑病患者血液中支链氨基酸水平下降，可使支链氨基酸与芳香族氨基酸比值由正常人的3.0～3.5下降到1.0以下。黄豆中含有丰富的支链氨基酸，芳香族氨基酸含量较少，每100克黄豆内含缬氨酸180毫克、亮氨酸3 631毫克、异亮氨酸1 607毫克、色氨酸462毫克、苯丙氨酸1 800毫克。

血氨中度增高，无神经系统症状者，前两日可用低蛋白饮食，每天蛋白质摄入量可按每千克体重0.5克，总量在每天30克左右。好转后可逐步调整供给量，以每天每千克体重不超过0.8克为宜。

血氨明显增高伴神经精神症状，并出现肝性脑病者，在48～72小时或更长时间内，应食用完全无动物蛋白食物。以后从每千克体重给予0.2～0.3克开始，每天约20克。病情略有好转时，改为优质蛋白，以乳类最好。以后每间隔3～5天增加1次，每次摄入量宜少于10克，蛋白质供给总量每天每千克体重不超过0.8克。如果在增加食物蛋白同时，再次出现血氨升高且伴有精神神经系统症状，应重新限制蛋白质摄入量，限制要更加严格，时间要更长，递增的速度也应更慢些。

血氨不高但有神经精神症状者，在 24 小时内应给予无动物蛋白饮食，并继续观察血氨。监测血氨不高，表明肝性脑病与血氨无关，即可给予每天每千克体重 0.2 ~ 0.3 克蛋白质。以后每 2 ~ 3 天增加 1 次供给量，每次增加 10 克左右，直至全天蛋白质供给量达每千克体重 1 克，可维持肝性脑病患者氮平衡，并能促进蛋白质合成，有助于浮肿的消退和促进肝细胞修复。

肝性脑病伴有肝肾综合征者，对蛋白质供给量应给予更严格的限制，要结合患者血氨水平和血中尿素氮及肌酐水平综合考虑。

④脂肪不宜摄入过多。肝脏对调节血脂浓度有重要作用，当肝细胞坏死、肝功能发生障碍时，胆汁分泌、排泄受阻，大量脂肪不能吸收，随粪便排出。低脂肪饮食可避免增加肝脏负担，每天摄入量在 30 ~ 40 克，可提供能量 270 ~ 360 千卡。为保证提供能量和防止腹泻，可采用脂肪乳剂。

⑤忌饮食冷热骤变。当发生严重肝功能障碍时，患者对冷热特别敏感，加之常伴有胃黏膜充血、水肿，小肠绒毛变粗、变短甚至脱落，表面光滑，这些病变势必影响消化功能。若饮食冷热骤变，可表现为厌食、饱胀，甚至因冷热不适引起恶心、呕吐等消化不良症状。

（2）忌劳累。

肝衰竭患者必须绝对卧床休息，减少体力消耗，减轻肝脏负担。卧床可增加肝脏血流量，减轻肝脏负担，有助于受损肝细胞的修复。中医认为"肝主藏血"，有贮藏血液和调节血量的功能。现代医学研究证实，肝脏每分钟接受的血液为 1.5 升，占心脏每分钟排出血量的 25%。当人体做轻微活动时，内脏血管收缩，肝血流量减少；活动量较大时，全身肌肉的血流量增加，肝脏的血流量更低，据测定，血流量要减少 30%~50%；在卧床休息时，肝脏血流量可比运动时增加 30%。正常情况下，当人体肝脏血流量与供氧等于 50% 时，尚可以维持各项肝功能活动。静卧可增加肝脏的血流量，减轻肝脏的功能血损，有助于肝细胞的修复和再生。因此，活动量越大，肝脏的血流量越小，故到达肝脏的营养成分和药物就越少，所以休息对肝衰竭患者的预后起着非常重要的作用。早期、重症期，除大小便及进食外，都要卧床静养。

（3）忌情绪不稳定。

大多数肝衰竭患者病情重，心理压力大，情绪不稳定，易产生自卑、忧虑，甚至悲观、厌世情绪。中医认为"肝主疏泄"，具有疏通、条达、生发、畅泄等综合生理功能，主要表现在调节精神情志、促进消化吸收以及维持气血和津液的运行三个方面。肝的疏泄功能也有助于脾胃的升降和胆汁的分泌，以保持正常的消化、吸收功能。肝的疏泄功能还直接影响气机的调畅。中医认为，气是血液运行的动力，是一种功能，"气行则血行，气滞则血瘀"。如果不注意情志调节，精神紧张、发怒、郁闷等，都可造成肝主疏泄功能异常，影响消化，出现食欲不振、消化不良、打嗝泛酸，或腹胀、腹泻等，中医称为"肝胃不和"或"肝脾不调"。作为医护人员要及时发现病人情绪变化，使其懂得肝衰竭并不是不治之症，采用现身说法、列举典型病例康复的过程加以引导，讲明乐观向上、稳定的情绪对疾病的康复大有帮助，可增加机体免疫力，促进肝细胞修复。

（4）忌乱用减肥药。

据了解，在美国，药物性肝损伤发生率占住院肝病患者的5%，占成人肝病患者的10%，有约25%的暴发性肝衰竭是由药物引起的。特别是随着药物种类的不断增多，引起肝脏损害的药物也相应增加，人们应更加警惕药物性肝病。如果患者有基础肝病，发生药物性肝损伤的时候就更容易诱发肝衰竭。

某院曾经收治过这样一个患者：冯女士，42岁，身高1.65米，重62.5千克。她总觉得自己很胖，半年前，听朋友说当地有一家美容院减肥效果不错，于是她到该美容院与其签下合同，美容院为她配制了专门的减肥药。此后半年，冯女士一直坚持吃该减肥药，可毛病却越来越多，先是停经，提前进入更年期，接着是经常感冒。

一天，冯女士的老公发现她皮肤、眼睛发黄，说："你怎么变成这样了，难道是吃什么中毒了？"老公的话让冯女士吃了一惊，她忙到医院检查，被确诊为"药物性肝炎"。住院半个月后冯女士要求出院回家休养，但出院一周后，冯女士开始出现意识不清。刚开始她吃瓜子儿，随地乱扔瓜子儿壳，家里人叫她不要乱扔，她只回答："我不想吃。"之后，无论家人问她什么，她都只回答："我不想吃。"随后，冯女士开始自言自语，一直重复这句话。家人觉得不对劲儿，赶紧把她送到医院。

经医生检查，冯女士属于亚急性肝功能衰竭，之前她所服用的减肥药很有可能是引发该病的原因。但具体是否由这种减肥药造成，还需要把减肥药拿到相关部门进行化验才能确定。此时，冯女士及其家人后悔莫及。

四、肝肾综合征

1. 概述

失代偿期肝硬化或肝衰竭出现大量腹水时，由于有效循环血容量不足及肾内血流分布等因素，可发生肝肾综合征，又称功能性肾功能衰竭。其特征为自发性少尿或无尿、氮质血症、稀释性低钠血症和低尿钠，但肾却无重要病理改变。它是重症肝病的严重并发症，发生率占失代偿期肝硬化的 50% ~ 70%，一旦发生，治疗困难，存活率很低 (小于 5%)。

2. 临证诊疗禁忌要点

（1）忌情绪不稳定。

患者务必要稳定情绪，少发怒、不发怒、减少精神刺激，防止过度的情志变动。要正确对待疾病，保持乐观的情绪，树立顽强的意志和必胜的信念，克服悲观失望的情绪，这对提高免疫功能、提高疗效、促进疾病的恢复都有一定的作用。尤其对肝衰竭、肝硬化和肝癌患者，除自身的精神调节外，还需医务人员、家属、亲友的密切配合，以鼓舞其斗志，促其主动积极地配合治疗，这是至关重要的方法。

（2）忌活动量大。

肝衰竭、严重肝硬化失代偿期，患者因腹水量大也无力活动，这时的休息方式以卧床为主。同时在肝硬化并发严重感染（如细菌性腹膜炎等）、食管静脉及胃底静脉破裂出血、肝癌的发展期时，患者都应卧床休息，避免运动幅度较大的活动。

（3）忌绝对禁盐。

对于肝肾综合征患者，因存在腹水，所以要注意限盐。限盐饮食因无味会引起不少患者食欲不振，影响了蛋白质和热量的摄入，长时间限盐饮食更令患者不易接受。我们认为，充足的蛋白质和热量摄入较之限盐更重要，且目前已有强有力的利尿剂，能有效地排钠。因此，限盐饮食应以患者能够耐受、不影响食欲为度，摄入量一般每日小于 3 克。

五、肝性脑病

1. 概述

肝性脑病过去被称为肝性昏迷，是严重肝病引起的、以代谢紊乱为基础的中枢神经系统功能失调的综合征，主要临床表现是意识障碍、行为失常和昏迷。门体分流性脑病强调门静脉高压，门静脉与腔静脉间有侧支循环存在，从而使大量门静脉血绕过肝脏流入体循环，是脑病发生的主要机理。亚临床或隐性肝性脑病，是指无明显临床表现和生化异常，仅能用精细的智力试验和（或）电生理检测才可做出诊断的肝性脑病。

肝性脑病的发生多由于急性肝炎、慢性肝炎、肝硬化、肝癌等病因，机制分为三点。氨代谢障碍说：血氨浓度增高。神经递质说：来自肠道的环形氨酸代谢产物，随体循环入脑内。其他说法，如氨基酸代谢、脂酸代谢等。

肝性脑病分期：

一期（前驱期）：轻度性格改变和行为失常，可有扑翼样震颤，脑电图正常。

二期（昏迷前期）：以意识错乱、睡眠障碍、行为失常为主，有扑翼样震颤及明显神经体征，脑电图有特征性异常。

三期（昏睡期）：以昏睡和精神错乱为主，各种神经体征持续或加重，可引出扑翼样震颤，脑电图异常。

四期（昏迷期）：神志完全丧失，不能唤醒，无扑翼样震颤。

2. 诊断

应根据基础疾病的类型、临床表现的严重度、时程以及诱发因素，对肝性脑病ＨＥ进行分类。

根据基础疾病，ＨＥ再分为：由急性肝衰竭导致的Ａ型、主要由门体静脉分流术或分流导致的Ｂ型以及由肝硬化导致的Ｃ型。Ｂ型和Ｃ型的临床表现相似，Ａ型有独有的特征，并且尤其可能和颅内压增高及脑疝风险增加有关。根据时程，ＨＥ再分为ＨＥ发作、ＨＥ复发和持续性ＨＥ，ＨＥ复发是指时间间隔为6个月或以内的ＨＥ发作，持续性ＨＥ是指行为改变持续存在，夹杂着显性ＨＥ的复发。

3. 中医治疗

痰热内扰，治以清热豁痰、开窍熄风，安宫牛黄丸合龙胆泻肝汤加味；痰浊壅盛，化痰泄浊开窍，方用苏合香丸合菖蒲郁金汤。

4.临证诊疗禁忌要点

首先，要重视健康教育，进行健康指导，帮助病人及家属掌握有关引起肝性脑病的基本知识，防止一切诱因。对病人饮食、休息、用药等进行引导提示性护理，减缓或消除心理压力，绝对不能使用刺激性语言，以免加重病情。讲述情绪与疾病的内在联系，鼓励病人树立治疗信心，以促进疾病早日康复。同时做好心理护理，使病人在良好的心理状态下积极配合治疗。

其次，要做好饮食护理。以糖类为主，注重高维生素(维生素 B_6 除外)饮食，昏迷者可用鼻饲或静脉输注 25% 葡萄糖。一般每天 5 餐，保证充足热量的供应。多吃蔬菜及水果，给予产氨少并富含支链氨基酸的食物，以植物蛋白为主。因植物蛋白含支链氨基酸较多，芳香族氨基酸较少，不会加重病情；植物蛋白含丰富的非吸收纤维，可促进肠蠕动，加速毒性物质的排出；植物纤维被肠道细菌酵解后可降低结肠 pH，减少氨的吸收。

另外，肝性脑病期的患者应禁食蛋白质，有肝性脑病倾向的人蛋白质的摄入量在每天 30 克以下。有腹水者摄钠量为每天 250 毫克，限水，禁忌温燥类食品，如公鸡、羊、狗、牛、鹅肉等；无腹水者摄钠量为每天 3 ~ 5 克。伴有肝硬化者应该避免食用粗糙、刺激及辛辣的食物。

参考文献：

［1］Lawrence S.Friedman,Emmet B.Keeffe. 肝病手册［M］. 牛俊奇，张清泉，丁艳华，译 . 天津：天津科技翻译出版公司，2007.

［2］梁扩寰，李绍白 . 肝脏病学［M］. 北京：人民卫生出版社，2003.

［3］《中华内科杂志》编委会，《中华消化杂志》编委会，《中华消化内镜杂志》编委会 . 急性非静脉曲张性上消化

道出血诊治指南 (2009，杭州).［J］中华消化内镜杂志 ,2009,26(9):449—452.

［4］中国医师协会急诊医师分会 . 急性上消化道出血急诊诊治专家共识［J］. 中国急救医学，2010,30(4):289—293.

［5］美国肝病研究学会 (AASLD,American Association for the Study of Liver Diseases).Hepatology.2013,57(4):1651—1653.

［6］2014 年美国肝病学会和欧洲肝病学会对慢性肝病时肝性脑病实践指南的建议要点［J］. 张影，刘威，译 . 张福奎，审校 . 临床肝胆病杂志，2014(8).

［7］中华医学会感染病学分会肝衰竭与人工肝学组，中华医学会肝病学分会重型肝病与人工肝学组 . 肝衰竭诊治指南（2012 年版）［J］. 中华临床感染病杂志 ,2012（12）.

［8］周仲瑛 . 中医内科学［M］. 北京：中国中医药出版社，2007.

第三部分

相关症状

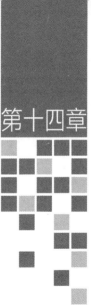

第十四章

■ **肝胆疾病相关症状**

一、呕吐

1. 概述

呕吐是胃内容物返入食管，经口吐出的一种反射动作，可分为三个阶段，即恶心、干呕和呕吐，但有些呕吐可无恶心或干呕的先兆。呕吐可将咽入胃内的有害物质吐出，是机体的一种防御反射，对机体有一定的保护作用。但大多数呕吐并非由此引起，且频繁而剧烈地呕吐可引起脱水、电解质紊乱等并发症。

呕吐这一病名可追溯到《黄帝内经·素问·至真要大论》和《黄帝内经·灵枢·经脉》，分别称"呕""呕逆"。汉代张仲景最早提出"呕吐"之名，《金匮要略》中有"呕吐哕下利病脉证治"专篇论述，并首次提出"干呕"之名。金代李东垣认为"声物兼出谓之呕"（有声有物），"物出而无声谓之吐"（有物无声），"声出而无物谓之干呕"（有声无物）。其实呕与吐多同时发生，很难分开，后世一般并称为"呕吐"。

呕吐可见于消化系统的许多种疾病，如：咽部刺激（如人为的刺激）、急性胃肠炎、慢性胃炎、消化性溃疡活动期、急性胃肠穿孔、幽门梗阻、大量出血、胃黏膜脱垂、急性胃扩张、胃扭转、急性肠炎、急性阑尾炎、机械性肠梗阻、急性出血坏死性肠炎、急性肝炎、慢性活动性肝炎、肝硬化、急慢性胆囊炎、胆石症、胆道蛔虫病、急性胰腺炎、急性腹膜炎等。

肝脏是人体的一个"化工厂"，人吃进去的食物经胃、肠吸收后被运送到肝脏，在肝脏被"加工"成人体自身的蛋白质、脂肪和人体代谢所需要的糖，还可变成能量使人能正常地从事工作和学习。一旦这个"化工厂"受到破坏，吃进的食物不能被正常地"加工"，就会出现恶心、呕吐及食欲不振等症状。因此，肝病患者常常伴有呕吐现象。

2. 中医治疗

中医根据患者症状体征，辨证论治。实证：外邪犯胃，治以疏邪解表、化浊和中，藿香正气散加味；食滞内停，治以消食化滞、和胃降逆，保和丸加味；痰饮内阻，治以温中化饮、和胃降逆，小半夏汤合苓桂术甘汤加味；肝气犯胃，治以疏肝理气、和胃降逆，四七汤加味；虚症：脾胃气虚，治以健脾益气、和胃降逆，香砂六君子加味；脾胃阳虚，治以温中健脾、和胃降逆，理中汤加味；胃阴不足，治以滋养胃阴、降逆止呕，麦门冬汤加味。

3. 临证诊疗禁忌要点

（1）饮食临证诊疗禁忌。

①忌变质不洁食物。

被污染变质的食物中含有大量的细菌和细菌毒素，对胃黏膜有破坏作用。常见的沙门菌存在于变质的肉、鱼、蛋、鸡、鸭、鹅等食品中；嗜盐菌存在于蟹、螺、海蜇及盐渍食品中。故食用这类食品时一定要洗净煮透，以醋为佐料(醋有杀灭嗜盐菌的作用)。

②忌过烫或过冷的食物。

过烫的食物及汤水，食入后会刺激或烫伤胃黏膜；过冷的食物如冰淇淋、冰镇饮料和酒类，以及刚从冰箱中取出的食物，食入后会导致胃黏膜血管收缩而缺血，不利于炎症的消退。

③忌烧烤、煎炸食品。

烧烤类食物和煎炸食品，如煎吐司、炸猪排、炸牛排、油条等，虽然香味扑鼻，但是经烟火烧烤及油炸后，气味刺激呼吸道及消化道，可致黏膜收缩，甚至烧灼而破损，导致呕吐加重，难于康复。

④忌油腻食品。

油腻食品如肥肉、动物脂肪等，食后会加重胃的负担，可致呕吐。

⑤忌生冷、甜腻食品。

生冷瓜果及甜腻点心等，食后亦可引起呕吐。

⑥忌烟、酒，忌葱、大蒜及韭菜等刺激性食物或海鲜，以及有特殊气味的食物。

辣椒、胡椒、咖喱、芥末、过浓的香料或香精等辛辣刺激物，对胃黏膜有刺激作用，会加重呕吐，故应忌之。同时还应忌油腻、坚硬不易消化食物及生冷食物、水果等。香烟、浓茶、烈酒、咖啡、可可等对胃黏膜都有刺激性，尤其是酒，因酒精能溶解胃黏膜上皮细胞的脂蛋白层，对胃黏膜的损害极大，会加重病情。

⑦忌饮食过饱。

呕吐病人，胃肠功能明显紊乱，若过量进食可能诱发或加重呕吐。故治疗期间，进食量应适当减少，且以清淡、易消化的饮食为宜。若呕吐频繁或疑为胃肠梗阻者应暂禁食。

（2）忌情绪紧张。

呕吐病人多情绪紧张，应耐心细致地解释安慰，让病人对本病的病程、治疗方案及预后有一个全面的认识，从而放下包袱、消除恐惧，这样必然有利于病情的控制。

还有些患者为神经性呕吐。神经性呕吐又称心因性呕吐，以反复发作的呕吐为特征，无器质性病变作为基础，常与心理因素、社会因素有关，多由于不愉快的环境或心理紧张而发生。患者呈反复不自主的呕吐发作，一般发生在进食完毕后，出现突然喷射状呕吐，无明显恶心及其他不适症状，不影响食欲，呕吐后可进食，多体重不减轻，无内分泌紊乱现象，常具有癔症性性格。

（3）忌停止活动。

适当的活动能促进肠胃功能的恢复，故应鼓励患者适当活动。而且，进食或服药后不宜立即躺下，以免诱发或加重呕吐。

二、腹泻

1.概述

正常人一般每日排便 1 ~ 2 次，个别人每日排便 2 ~ 3 次，粪便的性状正常，每日排出粪便的平均重量为 150 ~ 200 克，含水分为 60% ~ 75%。

腹泻是一种常见症状，指排便次数明显超过平日习惯的频率，粪质稀薄，水分增多，每日排便量超过 200 克，或含未消化食物，或含脓血、黏液。腹泻常伴有排便急迫感、肛门不适、失禁等症状。腹泻分急性和慢性两类。急性腹泻发病急剧，病程在 2 ~ 3 周之内；慢性腹泻指病程在 2 个月以上或间歇期在 2 ~ 4 周内的复发性腹泻。

肝脏是人体最大的消化器官，具有分泌胆汁的功能。当肝脏有病，肝功能不正常时，分解和合成等功能降低，胆汁的生成减少且排泄不畅，从而影响了脂肪等营养物质的吸收，引起消化不良；肝脏有病时，门静脉压力增高，静脉回流受阻，导致肠道黏膜瘀血水肿，或黏膜血液供应不良而糜烂，也妨碍了食物的消化和吸收，发生吸收障碍；另外，患肝病时可能会引起神经功能紊乱，迷走神经兴奋性增强，使肠蠕动加快，食物排出过速，加重腹泻的形成。

因此，腹泻是肝病患者常见的一个症状，医学上称为"肝源性腹泻"。肝源性腹泻的主要临床表现为：每日大便 1 ~ 3 次，清晨和早餐后连续排出，量不多，夜间也排便；大便稀而不成形，多为溏泄或脂肪泻，肉眼观察无脓血，腹泻明显时大便有油光；腹泻时不伴随腹痛或仅有轻微腹痛，便后即缓解；无里急后重症状，但排便不畅，每次排便时间长达 10 ~ 20 分钟，且常伴有乏力、肝区不适或疼痛、恶心、呕吐、排气障碍等肝病表现；大便常规检查多无异常发现，且抗炎止泻药物治疗无效。

腹泻可见于西医学中的急慢性肠炎、肠胃功能紊乱、肠结核、痢疾等肠道疾病。

2. 中医治疗

中医根据患者症状体征，辨证论治。暴泻：寒湿内盛，治以芳香化湿、解表散寒，藿香正气散加味；湿热伤中，治以清热燥湿、分利止泻，葛根芩连汤加味；食滞肠胃，治以消食导滞，和中止泻，保和丸加味；久泻：脾胃虚弱，治以健脾益气、化湿止泻，参苓白术散加味；肾阳虚衰证，治以温肾健脾、固涩止泻，四神丸加味；肝气乘脾，治以益肝扶脾，痛泻要方加味。

3. 临证诊疗禁忌要点

（1）食物临证诊疗禁忌。

无论急性腹泻或是慢性腹泻，都应尽可能查明病因，然后针对病因积极治疗。同时，注意饮食宜忌，辨别类型而对症调理。

芝麻又称胡麻，含丰富的脂肪油，有润肠、滑肠作用。《本草从新》中说："胡麻服之令人肠滑。"《本草求真》亦云："下元不固而见便溏，……皆所忌用。"故凡腹泻者尤当忌食。

松子仁性温，味甘，含有 74% 的脂肪油，有润肠通便作用，故便秘者宜而腹泻者忌。《本草从新》中告诫："便溏者勿与。"无论何种类型的腹泻者，均当忌之。

鸭肉为清补食品，能滋阴养胃，但腹泻之人不宜食用，正如《随息居饮食谱》中所言："多食滞气，滑肠，凡为阳虚脾弱、外感未清、便泻、肠风皆忌之。"无论何种类型腹泻者，皆当忌食。

螃蟹是大凉食物，各种腹泻者皆不宜食。《本草经疏》指出："……脾胃寒滑，不宜服。"《随息居饮食谱》中亦说："中气虚寒、时感未清、痰嗽便泻者均忌。"尤其是不可与柿子同食，否则令人腹泻难止，慎之慎之。

蚌肉性寒，味甘咸。《随息居饮食谱》中明确指出："脾虚便滑者，皆忌之。"由于蚌肉性大凉，故除脾虚型腹泻者应当忌食之外，寒湿（风寒）型腹泻和阳虚型腹泻者，也不宜食用。

田螺性寒，《名医别录》中还认为："大寒。"《本经逢原》指出："过食，令人腹痛泄泻。"

螺蛳性同田螺，亦为大凉之物。《本草汇言》中说："胃中有冷饮，腹中有久泄不实，……不宜食之。"故寒湿型腹泻、脾虚型腹泻及阳虚型腹泻者，尤不宜食。

梨性凉，味甘微酸。《本草通玄》中说："生者清六腑之热，熟者滋五脏之阴。"所以，寒湿（风寒）型腹泻和脾虚型腹泻、阳虚型腹泻者，皆不宜食生梨。正如《本草经疏》所言："……脾家泄泻，腹痛冷积，……胃冷呕吐，……法咸忌之。"

香蕉性寒，味甘，既清热又润肠，故寒湿型腹泻、脾虚型腹泻及阳虚型腹泻者，皆不宜食，食之更会影响肠胃的功能。因为香蕉中所含的糖分会在胃中发酵，加重腹泻。

柿子为性寒之物，一切腹泻之人皆不宜食，更不宜和螃蟹一同食用。《本草图经》中早有告诫："凡食柿不可与蟹同，令人腹痛大泻。"究其原因，柿与蟹性质皆属寒凉，同食易使螃蟹的蛋白质凝固结块而积聚于胃肠之中，出现"腹痛大泻"等症状。

甜瓜俗称香瓜，性寒，味甘，为大凉瓜果，凡腹泻之人皆不宜食。《本草衍义》认为："多食，未有不下利者，……为其消损阳气故也。"阳气不足、脾胃虚寒、腹胀便溏之人，更应忌食。

苦瓜性寒，味苦、甘，能损伤脾胃之气，故脾虚腹泻、寒湿腹泻及阳虚泄泻者，均当忌食。正如《滇南本草》所言："脾胃虚弱吃之，令人作泄腹痛。"

菠菜性凉，味甘，能润肠通便，故便秘者宜食，腹泻者忌之。《本经逢原》中就曾指出："凡蔬菜皆能疏利肠胃，而菠菜冷滑尤甚。"性冷滑利之物，食之过多，更易腹泻便溏。

蜂蜜具有润肠、通便的作用，无论是急性腹泻还是慢性腹泻者，均当忌食。《本草经疏》中早就指出："生者性寒滑，能作泄，大肠气虚，完谷不化者不宜用。"

阿胶性平，味甘，虽有滋阴润肠之功，但腹泻便溏者应忌食。正如《本草经疏》所言，"性黏腻，胃弱作呕吐者勿服，食不消者忌之"。《本草备要》更是明确告诫："泻者忌用。"无论是急性腹泻者还是慢性腹泻者，包括现代医学中所指的急慢性肠炎患者，皆不宜食。

牛奶由于有"润大肠"的作用，故凡脾胃虚寒性腹泻便溏之人，不宜多食。正如《本草经疏》中所告诫："脾湿作泻者不得服。"

蛙肉性凉，能清热滋阴，但脾虚腹泻之人则不宜食。正如《四川中药志》所言："便溏者忌用。"

海参有滋阴养血、润燥的作用，《脉药联珠药性考》中还说能"降火滋肾，通肠润燥"，所以腹泻之人当忌食。如《饮食须知》中即有"患泄泻痢下者勿食"的告诫，清代的王孟英也认为"脾弱不运，便滑，均不可食"。所以凡腹泻者，无论急性或慢性肠炎者，皆不宜食。

甲鱼为滋阴凉血的清补食品，多食、久食，易损脾胃之阳。所以，《本草从新》中说："脾虚者大忌。"清代王孟英亦云："中虚、寒湿内盛，切忌之。"对于脾虚久泄，包括各种慢性肠炎、腹泻便溏者，皆不宜食。

牡蛎肉性偏凉，易伤脾胃阳气，多食、久食会导致脾胃虚寒之症，加重消化吸收功能的障碍，所以患有脾虚的慢性肠炎者和慢性腹泻便溏者，切忌多食、常食之。

茄子性凉，对慢性虚寒腹泻便溏之人，切忌多食之。如《本草求真》中所言："茄味甘气寒，质滑而利，服则多有动气、腹痛、泄泻之虞。"《随息居饮食谱》更是明确告诫："便滑者忌之。"

茼蒿，根据前人经验，虽被认为是平性菜蔬，但对急慢性腹泻便溏之人，不宜多食、常食。因为它有利肠胃、通便秘的作用，所以，《得配本草》中明确告诫："泄泻者禁用。"

凡腹泻患者还应忌吃莼菜、发菜、木耳菜、菊花脑、生黄瓜、生菜瓜、生何首乌等。

另外，从西医的角度，许多新鲜蔬菜如小白菜、韭菜、菠菜、卷心菜等，均含有亚硝酸盐或硝酸盐，一般情况下这些蔬菜对身体没有不良影响。但当人处于腹泻、消化功能失调，或胃酸过低时，肠内硝酸盐还原菌大量繁殖，此时食入上述蔬菜，即使蔬菜非常新鲜，也会导致腹泻加重。当发生肠源性紫绀时，亚硝酸盐会引起血液中无携氧能力的高铁血红蛋白剧增，从而造成机体缺氧，并表现出相应的各种症状。轻者除黏膜、指（趾）甲呈灰蓝色外无其他症状，重者有头晕、头痛、恶心、呕吐、气促、血压下降等症状，而且皮肤、黏膜及指（趾）甲呈蓝褐色，更为严重者可出现神志不清、昏迷、惊厥、呼吸困难、心律不齐、瞳孔散大等症状，如不及时抢救可发展为呼吸循环衰竭。

（2）忌乱用抗生素。

大多数抗生素对肝脏都有毒性，应用后会加重肝损伤。只有存在细菌感染的时候，才可以酌情应用对肝脏损伤相对较小的抗生素治疗。有三种情况是不可以应用抗生素的。

①病毒性腹泻。

这种腹泻属于自限性的，抗生素不起作用，多吃也没有用。

但是这种腹泻患者极易由于上吐下泻造成脱水，特别是上了年纪的人，本身再有一些基础病，就容易引发其他病变，如心功能不全等。如果年轻人出现呕吐、腹泻的情况，可以喝一些加糖、加盐的水，还可以吃一些收敛药物，比如肠乐、整肠生以及金双歧等生物制剂。

②旅行者腹泻。

在卫生条件不好的地方，饮食卫生得不到保障，这种情况下传播的腹泻也没有必要用抗生素，因为这种腹泻患者很快就能自愈。只要身体别脱水，适当吃些收敛的药，有的人抵抗力好，甚至不用吃药，几天内就会康复。

③秋季食物中毒造成的腹泻。

这类腹泻也好判断，通常都是群体发病。这种腹泻患者同样没有必要一定使用抗生素。除了细菌性感染的腹泻，只要水电解质平衡没有出现异常，都不用吃抗生素。可以多喝水，补充电解质并避免食用乳制品，避免食用未煮熟的蔬菜、肉类、海鲜及不洁的饮料，多喝可乐、橙汁等酸性饮料，有助于抵制大肠杆菌的数量。

（3）忌贸然止泻。

拉肚子马上就吃止泻药，势必将病菌、毒素等有害物质留在体内，导致病情加重。因此，对感染性腹泻患者不能立即止泻，重要的还是要找到病因。应在医生指导下服用抗菌药物，足程足量，才能治愈。

（4）慎服止痛药物。

有的腹泻患者因腹痛难忍，自行服用消旋山莨菪碱片、阿托品或颠茄合剂等药止痛。虽解了燃眉之急，却影响肠胃蠕动，加重病情。腹泻患者若腹痛较轻，宜用热水袋热敷腹部，或针刺足三里、合谷等穴止痛；腹痛剧烈者要在医生指导下，适量使用解痉止痛药物。

（5）忌随意换药、停药。

有些腹泻患者在治疗过程中随便换药或随意停药，这样既达不到治疗效果，又易造成细菌的耐药性，给治疗带来困难。患了腹泻后，一定要按规定的疗程坚持服药，以彻底治愈，避免留下隐患。

三、便秘

1. 概述

便秘是排便次数明显减少，每 2～3 天或更长时间一次，无规律，粪质干硬，常伴有排便困难的病理现象。有些正常人，数天才排便一次，但无不适感，这种情况不属便秘。便秘可分为急性与慢性两类。急性便秘由肠梗阻、肠麻痹、急性腹膜炎、脑血管意外等急性疾病引起；慢性便秘病因较复杂，一般可无明显症状。

按发病部位分类，便秘可分为两种：一是结肠性便秘，由于结肠内、外的机械性梗阻引起的便秘称之为机械性便秘，由于结肠蠕动功能减弱或丧失引起的便秘称之为无力性便秘，由于肠平滑肌痉挛引起的便秘称之为痉挛性便秘；二是直肠性便秘，由于直肠黏膜感受器敏感性减弱导致粪块在直肠堆积，见于直肠癌、肛周疾病等，习惯性便秘多见于中老年和经产妇女。

便秘虽不是什么大病，但患者却十分痛苦，且可导致一些并发症。宿便堆积在肠道里，不断产生各种毒气、毒素，造成肠内环境恶化、肠胃功能紊乱、内分泌失调、新陈代谢紊乱、食欲及睡眠质量差、精神紧张。

肝病患者经常会伴发肠胃功能紊乱，从而出现便秘症状。肝脏是解毒的器官，当肝脏有病时，解毒能力相应下降。肝病患者如兼有便秘时，由于肠内容物排除不畅，肠道内细菌繁殖增加，毒性物质（内毒素）会大量产生，迫使肝脏负荷量增加，可延缓肝功能的恢复。

便秘相当于西医学中的功能性便秘、肠易激综合征、肠炎恢复期便秘、药物性便秘、内分泌失调及代谢性疾病所致的便秘以及肌力减退所致的便秘等。

2. 中医治疗

中医根据患者症状体征，辨证论治。实秘：热秘，治以泄热导滞、润肠通便，麻子仁丸加味；气秘，治以顺气导滞，六磨汤加味；冷秘，治以温里散寒、通便止痛，温脾汤合半硫丸；虚秘：气虚秘，治以益气润肠，黄芪汤加味；血虚秘，治以养血润燥，润肠丸加味；阴虚秘，治以滋阴通便，增液汤加味；阳虚秘，治以温阳通便，济川煎加味。

3. 临证诊疗禁忌要点

（1）饮食临证诊疗禁忌。

①忌摄入含蛋白质和钙质过多的食物。

乳制品、豆制品、瘦肉类、鱼类、虾米皮、动物软骨等都含有大量蛋白质或钙质，若摄入量过多，会使大便呈碱性，干燥而量少，难以排出，所以应减少食用。可以增加谷类食物，并食入含大量纤维素的蔬菜和各种水果，以刺激肠蠕动，从而达到通便的目的。

②忌饮食过于精细和偏食。

若肉、蛋、奶吃得太多，粗粮、蔬菜等植物纤维吃得太少，以及饮水不足，会致肠中食物残渣对肠壁的机械性刺激减少，不足以引起排便反射。

③忌酒及辛辣刺激性食物。

酒、咖啡、浓茶、辣椒、韭菜等，食入后会使胃肠燥热内积，津液不足，燥屎结滞，因此不宜摄入过多。特别是浓茶中含鞣酸和咖啡因等物质，能减少胃肠道的分泌和蠕动，有一定的收敛作用，若便秘者大量饮用，则可使症状加重。

大量饮酒、喝浓茶，可促使肛隐窝部充血，使肛门有坠胀性灼热感，从而给排便带来更大的痛苦，加重便秘症状。

④忌多吃糖。

糖能减弱胃肠道的蠕动，加重便秘症状；便秘又可加重痔、瘘等肛肠疾患，故以少食为宜。

⑤忌胀气和不易消化食物。

干豆类、洋葱、土豆、白薯以及甜食的食用量应适当控制，以免影响脾胃的运化而加重症状。

（2）忌滥用泻药。

泻药的作用是刺激肠黏膜，使之产生排便冲动或润滑肠壁，如双醋酚汀、大黄苏打片等，只能解燃眉之急，不能长期滥用，否则会造成肠道对药物的依赖性，一旦停药难以恢复排便功能，还会使便秘更加严重。又如，有的人便秘，不请医生诊治，自己用中药大黄、番泻叶泡水服，或大量服用三黄片、牛黄解毒片、上清丸等以大黄为主的清热泻下药，结果形成用药即便、停药便秘的状况，以致后来大便不通，服药无效。这是因为大黄既含有通便的成分，也含有收敛的成分。中医认为，大黄苦寒，易损伤脾胃，长期服用，尤其对年老、产妇属气血虚弱所致的便秘病人非常不利，轻者可使便秘加重，重者则引起其他疾病。孕妇、哺乳者和急性腹痛及肠道肿瘤者发生便秘，更不能滥用大黄等泻下药，以免发生意外。因此，服用泻药是一种临时措施。

（3）忌排便不定时。

习惯性便秘的人，要定时解大便。无论有便无便，无论工作多忙，都要定时排便，这个习惯一养成，便秘也就可望治愈了。

四、胁痛

1. 概述

胁痛是肝病的一个最常见的症状，以胁肋部一侧或两侧疼痛为主要表现。肝居胁下，经脉布于两胁，胆附于肝，经脉亦循于胁，所以，胁痛多与肝胆疾病有关。凡情志抑郁、肝气郁结，或过食肥甘、嗜酒无度，或久病体虚、忧思劳倦，皆可导致胁痛。

胁痛可见于西医学的多种疾病之中，如急性或慢性肝炎、肝硬化、胆囊炎、胆石症、肋间神经痛等。

2. 中医治疗

中医根据患者症状体征，辨证论治。肝郁气滞，治以疏肝理气，柴胡疏肝汤加味；肝胆湿热，治以清热利湿，龙胆泻肝汤加味；瘀血阻络证，治以祛瘀通络，血府逐瘀汤或复元活血汤加味；肝络失养，治以养阴柔肝，一贯煎。

3. 临证诊疗禁忌要点

（1）忌肥甘厚味和辛温助热之品。

应禁用含脂肪多的食物，如奶油蛋糕、肥鸡、肥鸭、肥肉、动物油、油炸食品、干果类食品等，以及羊肉、辣椒等辛温助热之品，并需用少油或不用油的烹调方法，以免加剧肝、胆的负担，使症状加重或复发。

（2）忌生冷甘腻之品。

中医认为"生冷伤胃""甘腻助湿"，都能影响脾胃的运化。因此，肝胆疾病病人，尤其在发作期，均应忌冰淇淋、雪糕、糖葫芦等生冷食品，以及多纤维、易产气的食物，如豆类、地瓜等。

（3）忌酒。

肝胆及肋间疼痛病人，均应忌酒，久饮可加重病情，并可刺激神经使之兴奋，疼痛加重，不利于疾病康复。

（4）忌胀气之物。

胀气食物如大豆、白薯、芋头等，食后会加重气滞，使胁痛加重。

（5）忌坚硬粗糙及煎炸之物。

花生、瓜子、核桃仁、油炸饼、炸猪排等，易致消化不良，而加重疼痛。

五、发热

1. 概述

肝病无论新旧，都可有发热，以低热为最常见。一般情况下，急性肝病或肝胆合病，多见发热，热势偏高，表现为实热；慢性肝病之发热，热势偏低，表现为虚热。慢性肝病发热属于中医"内伤发热"的范畴。内伤发热是以内伤为病因，脏腑功能失调、气血阴精亏虚所引起的发热，一般起病缓慢、病程较长，临床多表现为低热，但有时也可以是高热。有的患者仅自觉发热或五心烦热，体温并不升高。

内伤发热相当于西医学的功能性发热、肿瘤、血液病、结缔组织病、慢性感染性疾病、内分泌疾病等出现的发热。

2. 中医治疗

中医根据患者症状体征，辨证论治。阴虚发热，治以滋阴清热，清骨散加味；血虚发热，治以益气养阴，归脾汤加味；气虚发热，治以益气健脾、甘温除热，补中益气汤加味；阳虚发热，治以温补阳气、引火归元，金匮肾气丸加味；气郁发热，治以疏肝理气、解郁泄热，丹栀逍遥散加味；痰湿郁热，治以燥湿化痰、清热和中，黄连温胆汤合和中汤加味；血瘀发热，治以活血化瘀，血府逐瘀汤加味。

3. 临证诊疗禁忌要点

（1）忌检查手段单一。

为使临床疾病诊断得更加完善和确切，进行全面综合的检查非常必要。其中查体是临床医师必不可少的操作规程之一，但查体往往是医师主观所见或所感。如果单凭此项操作就断然下结论，有时会造成误诊。为尽量避免误诊的发生，还应借助现代检测手段从客观上加以认证，使诊断更准确。如肝病合并甲亢引起发热的患者，在查体时未见到明显的甲状腺肿大及突眼症，只有多汗、手颤、心悸等阳性体征，医师可能最先考虑为神经功能性低热，此时配合甲状腺方面的检查，甚至给予抗甲状腺药物进行诊断性治疗，则不易漏诊、误诊。

（2）忌误投寒凉，宜辨证论治。

《蒲辅周医疗经验》记载："低热病人苦寒药不宜多用，不仅伤脾败胃，且苦寒太过，宜化燥伤阴。另外，慢性病尤其是慢性肝病要重视固护胃气，内伤低烧，脾胃已弱，药量宜轻，宁可轻剂，不可重剂，用之欲速不达，反伤中气。"这是临床治疗内伤发热的用药原则。

此外，还应具体注意以下方面：

阴虚发热：以阴虚为本，虚火为标，治标之剂只可暂用，不宜久服。待发热减退，则应削减清热除蒸之品，逐渐加强滋阴培本之品。

阳虚发热：浮阳升腾或外越只宜引火归元，切不可复用寒凉折伤阳气。

血虚发热：根据古人"有形之血不能自生，生于无形之气也"的理论，治疗本症既要大补已虚之阴血，又要重视益气健脾，以资气血生化之源。

湿郁发热：湿热内蕴、三焦失利，治宜清疏芳化，畅通上下，使湿浊化则热自除。不宜使用寒凉利导，更不可辛散发汗以求退一时之热。

气虚发热：治法为补气健脾、甘温除热。补气升阳以黄芪为主，升麻、柴胡用量宜小，清升而举清阳，不可过量以防发散伤正。

瘀血发热：重在活血化瘀，不可投苦寒或滋补。《读医随笔》曰："若误以为实火。而用寒清，以为阴虚，而用滋补，则瘀血益固。"

食滞发热：治以消食化滞为主，消除食滞则热自除。滞热较重者可酌加大黄等以泻热破滞，不宜首用承气汤之辈。

肝郁发热：治以疏肝泄热，因肝藏血主疏泄，气滞则血滞，郁火则伤阴血。因此，疏肝不可过散以防耗血伐肝，疏中兼养，泻中寓补，方为合宜。

某医生曾诊治过一个阳虚发热的患者。阳虚发热是指因阳气虚衰而致格阳、戴阳症的真寒假热征象。《医碥》卷一有云："阳虚谓肾火虚也。阳虚应寒，何以反发热？则以虚而有寒，寒在内而格阳于外，故外热；寒在下而戴阳于上，故上热也。此为无根之火，乃虚焰耳。证见烦躁，欲坐卧泥水中，面赤如微酣；或两颧浅红，游移不定，渴欲饮水；或咽喉痛而索水置前却不能饮，肌表虽大热而重按之则不热；或反觉冷，且两足必冷，小便清白，下利清谷，脉沉细或浮数无力，按之欲散。治宜温热之剂，温其中而阳内返，温其下而火归元。误投寒凉立死。"

典型病例：陈某，男，46 岁，农民，2008 年 8 月 6 日初诊。主诉：发热 3 个月。病史：患者有乙型肝炎病史 20 余年，3 个月前因脾功能亢进而行脾切除术。术后出现发热，在个体诊所服中药汤剂（具体用药不详），效果不显。今日为求中医治疗，遂到某三甲中医医院就诊。现症：发热，四肢不温，面赤，时隐时现，身虽热，反欲盖衣被，腹痛，舌红苔白，脉沉弱无力。查体：皮肤黏膜与巩膜无黄疸及出血点，肝掌阳性，移动性浊音阴性。西医诊断：脾切除术后发热（脾热）。中医诊断：发热，真寒假热证。

中医治法：疏肝理脾，温补肾阳，引火归元；处方：熟地 15 克，山萸肉 12 克，山药 30 克，制附子 5 克，肉桂 5 克，补骨脂 15 克，巴戟天 15 克，枸杞子 15 克，细辛 5 克，桑枝 10 克，白芍 12 克，柴胡 9 克，枳实 9 克，炙甘草 9 克，鹿角胶 9 克。7 剂，每剂水煎取汁 300 毫升，每日分 2 次口服。二诊：患者服前方 7 剂后，发热渐退，腹痛及身热缓解，仍有四肢不温，舌红苔白，脉沉弱。症属阳虚，上实下虚。治宜温阳补肾，随访 1 个月未见复发，病情稳定。

王冰云："益火之源，以消阴翳；壮水之主，以制阳光。"后人简称为益火消阴或扶阳追阴。即用扶阳益火之法，消退阴盛。命门为相火之体，肝亦司相火，但是二者确有不同，命门相火是言其根，肝司相火是言其用，所以古人云"肝寄相火"。然亦有相生的一面，何以言之？古人云："命门又为阳水，肝为阴木，阴木得阳水则滋，阳水得阴木则化。"由此可知肝得命门相火之充，则升发之气外达；若命门火衰，则肝升发之气不能外达，气机为之郁遏，导致阳气内郁，不能达于四末而见手足不温。右归饮可补肾阳，右归饮其中附子、肉桂、鹿角胶培补肾中之元阳，温里祛寒，熟地、山萸肉、枸杞子、山药滋阴益肾，养肝补脾，填精补髓，取"阴中求阳"之意。补骨脂、巴戟天温肾壮阳。用四逆散透邪解郁，疏肝理脾，使邪去郁解，气血调畅，清阳得伸，四逆自愈。方中柴胡主升，疏肝解郁而透达阳气，枳实主降，行气散结，宣通胃络，芍药、甘草制肝和脾而益阴缓急，疏肝理脾。另外加细辛，《名医别录》曾载，细辛能"安五脏、益肝胆、通精气"；亦有记载云细辛能开周身诸窍之闭，可通周身诸节之塞。还可用桑枝。肝在五行属木，木性可曲可直，枝叶条达，有生发的特性。肝喜条达而恶抑郁，有疏泄的功能，故用桑枝来温通经脉，发越阳气，充分说明此症与肝、肾关系密切。"阴阳互济"法则源于《黄帝内经》"阳病治阴，阴病治阳""从阴引阳，从阳引阴"，以及王冰"益火之源，以消阴翳；壮水之主，以制阳光"的理论。

（3）忌滥用解热镇痛剂。

对于发热的病人，应在明确诊断后有针对性地进行治疗，不可滥用解热镇痛药，以免使病情反复或贻误病情。慢性肝病可合并其他脏器的病变，若肝病合并甲亢发热，应服用甲基硫氧嘧啶或丙基硫氧嘧啶或他巴唑；如属慢性感染性发热，应针对不同脏器、不同致病菌采取不同的治疗方法。结核病应采取抗痨治疗；慢性肾盂肾炎主要选取抑菌治疗；慢性胆道感染可全身应用抗生素及配合利胆药物。如服用解热镇痛药，虽可解决暂时发热，但由于原发病未得到及时治疗而可使病情加重。同时解热镇痛药大多含有对乙酰氨基酚类肝毒性成分，可加重肝损伤甚或导致肝衰竭。

（4）忌用药期间不做检查。

无论是采用中医治疗还是西医治疗，服药期间均应进行化验检查，一是可以监测药物的疗效，二是可以监测药物的毒副作用，以便及时调整药物剂量或更改药物。存在细菌感染的患者，应复查血常规，以确定抗生素的应用疗程，防止用药时间过长加重肝脏损伤或二重感染而加重肝病病情。

（5）忌劳累。

发热时要卧床休息，以利于恢复体力，早日康复。如果发热体温超过39℃，可以温水擦拭身体，当水分由体表蒸发时，会带走额外的热量。身体遭受到感染或是发炎时，发热是生理反应之一，因此由医师找出病因、对症治疗是最根本且最重要的。当然，除了治疗原发病外，当发热特别是高热或因发热而感到不舒服时，症状治疗性退热还是有帮助的。

发热时体内水分的流失会加快，因此在可行范围内宜多饮用开水、果汁、运动饮料或不含酒精、咖啡因的饮料。尽量避免穿过多的衣服或盖厚重的棉被，因为这样会使得身体不易，加重发热的不适感与严重度。

六、腹胀

1. 概述

腹胀是肝病最常见而又顽固难愈的症状之一。患肝病过程中，气滞、脾虚、湿热及血瘀等因素皆可致腹胀。急、慢性肝炎及肝硬化腹水患者可见腹胀，肝病患者大多数伴有胃肠功能紊乱，因此腹胀是常见的临床表现。

腹胀也是常见的消化系统症状，可以说是一种主观上的感觉，感到腹部的一部分或整个腹部胀满；也可以是一种客观上的检查所见，发现腹部一部分或全腹部膨隆。引起腹胀的原因主要见于胃肠道胀气、各种原因所致的腹水、腹腔肿瘤等。正常人胃肠道内可有少量气体，约150毫升，当咽入胃内的空气过多或因消化吸收功能不良时，胃肠道内产气过多，气体又不能从肛门排出体外，导致腹胀。临床上引起胃肠道胀气的疾病主要有吞气症、急性胃扩张、幽门梗阻、肠梗阻、肠麻痹、顽固性便秘、肝胆疾病及某些全身性疾病。

2. 中医治疗

中医根据患者症状体征，辨证论治。

3. 临证诊疗禁忌要点

（1）饮食临证诊疗禁忌。

①忌辛辣刺激之物。

辣椒、胡椒、咖喱、芥末、过浓的香料或香精等辛辣刺激物，对胃黏膜有刺激作用，会加重炎性改变，故应忌之。

②忌过烫、过冷的食物。

过烫的食物及汤水，会刺激或烫伤胃黏膜；过冷的食物如冰淇淋、冰镇饮料和酒类，以及刚从冰箱取出的食物，食入后会导致胃黏膜血管收缩而缺血，不利于炎症的消退。

③忌油腻、韧性食物。

油腻食物如猪油、肥猪肉、奶油、牛油、羊油等，韧性大的食物如田螺、蚌肉、海蜇，以及未充分煮烂的猪爪、鸡爪、牛肉等，都属不易消化之物，食后会加重胃的负担和胃黏膜的损伤，故忌食。

④忌坚硬、粗糙之物。

坚硬、粗糙食物如炒花生、炒蚕豆、炒腰果、炒黄豆、炒榧子，以及粗纤维蔬菜如芹菜、竹笋、毛笋、蕹菜、韭菜、生胡萝卜等，或者经过油煎炸的食物如炸猪排等亦变得坚硬，食用后，会使胃黏膜受到摩擦而损伤，同时又会加重消化不良。

⑤忌胀气之物。

如食用豆制品、蚕豆、牛奶等会加重肠胃胀气，使症状加重。

⑥忌暴饮暴食。

胀气大部分是由饮食不当引起的，所以必须改变饮食习惯，吃东西时要细嚼慢咽，而且不要一次吃得太多、太撑。建议少食多餐。

少吃含有果糖或山梨醇（糖）的食物或甜点，因为这也是产气的元凶。豆类食品一定要煮到熟烂了再吃，因为太硬的豆子不但不好消化，还容易胀气。有些人食入某种食物后特别容易产气或是胀气，就必须根据以往的经验避开这种食物。饭后不要一直坐着，可以起身走一走，洗洗碗，或是散散步，这些温和轻缓的运动都有助于消化。

⑦忌容易产气的食物。

易产气的食物有萝卜、洋葱、卷心菜、豆类、白薯、蜂蜜、韭菜、生葱、生蒜、芹菜等。吃萝卜易胀气是因为萝卜含辛辣的硫化物，在肠道酵解后产生的硫化氢和硫醇会抑制二氧化碳吸收。白薯含气化酶和植物纤维，所以肠里产生气体，植物纤维不容易被消化，易被细菌酵解为二氧化碳和氢气。吃大豆类食品易胀气是因为大豆含水苏糖与棉籽糖等聚糖，这些糖不能被消化，故很容易被微生物发酵产气，加重腹胀。

个别人有习惯性胃肠胀气，除忌食以上食物外，还应注意哪些食物会引起腹胀，尽量少吃那些食物。因个体差异，每个人对食物的敏感程度不一样，故应注意观察。

（2）忌喝碳酸饮料。

不要喝碳酸饮料，如果喝饮料最好不要用吸管，因为这些都会无形中增加气体的摄入量。

（3）忌烟、酒、茶叶。

香烟、浓茶、烈酒、咖啡、可可等对胃黏膜都有刺激性，尤其是酒，因酒精能溶解胃黏膜上皮细胞的脂蛋白层，对胃黏膜的损害极大。

七、胃痛

1. 概述

胃痛又称胃脘痛，是以胃脘近心窝处常发生疼痛为主的疾患。历代文献中所称的"心痛""心下痛"，多指胃痛。如《黄帝内经·素问·六元正纪大论》说："民病胃脘当心而痛。"《医学正传》说："古方九种心痛……详其所由，皆在胃脘，而实不在于心也。"至于心脏疾患所引起的心痛症，《黄帝内经》曾指出："真心痛，手足清至节，心痛甚，旦发夕死，夕发旦死。"在临床上与胃痛是有区别的。

胃痛是临床上常见的一个症状，多见于急性或慢性胃炎、胃和十二指肠溃疡病、胃神经官能症，也可见于胃黏膜脱垂、胃下垂、胰腺炎、胆囊炎及胆石症等病。

肝病患者可伴有胃痛。清代温病学家叶天士云："肝为起病之源，胃为传病之所。"这说明胃病往往是肝气犯胃所致。缘情志不遂，肝气郁结，横逆犯胃。肝主疏泄，以条达为顺；胃主受纳，以通降为和。情志抑郁，恼怒伤肝，则疏泄失职，横逆犯胃，胃气阻滞，和降失常，导致胃脘胀痛。因此，胃脘痛与肝的关系至为密切，肝胃之气本相通。

2. 中医治疗

中医根据患者症状体征，辨证论治。寒邪客胃，治以温胃散寒、行气止痛，香苏散合良附丸加味；肝气犯胃，治以疏肝解郁、理气止痛，柴胡疏肝汤加味；饮食伤胃，治以消食导滞、和胃止痛，保和丸加味；湿热中阻，治以清化湿热、理气和胃，清中汤加味；瘀血停胃，给予化瘀通络、理气和胃，失笑散合丹参饮加味；胃阴亏耗，治以养阴益胃、和中止痛，一贯煎合芍药甘草汤加味；脾胃虚寒，治以温中健脾、和胃止痛，黄芪建中汤加味。

3. 临证诊疗禁忌要点

（1）饮食临证诊疗禁忌。

①忌吃油腻多脂食品。

油腻、油炸及多脂肪的食物，容易在胃内停留较长时间，并刺激胃酸制造过盛。避免食用多脂肪的肉类及乳品，势必能降低胃痛发生的概率。

②忌吃辛辣食物。

辛辣食物最有可能是胃痛的祸首，但也有许多胃痛患者吃了辛辣食物后并未加重病情。当然，大多数患者无法承受辣食。

③忌喝咖啡等含咖啡因的饮料。

咖啡、茶及可乐等含咖啡因的饮料，可能会刺激已发炎的食管。咖啡因也会松弛贲门括约肌。

④忌吃巧克力。

发生胃痛时，最要避免的食物就是巧克力。巧克力中脂肪含量较高，还含咖啡因，将加倍恶化胃痛。

⑤忌大量喝汽水。

含气泡的饮料会使胃扩大，对贲门产生与饮食过度相同的作用。还要注意橙子、柠檬等酸性水果，似乎会引起麻烦，但这些水果的酸性和胃酸比起来，真是小巫见大巫。不妨让胃做决定，若相安无事，便无须避免。

（2）忌烟。

不论是自己吸烟，还是吸二手烟，对胃都不利，都会松弛贲门括约肌，并增加胃酸的制造。

（3）忌乱服镇痛药。

据抽样调查显示，服用镇痛药后40%的人出现了消化道症状，如恶心、呕吐、消化不良等；20%~30%的人引发了胃黏膜损伤；2%~4%的人患上胃溃疡；0.5%的人出现了胃穿孔；0.4%的人因此导致死亡，与因患白血病而死亡的概率相等。

据了解，目前各类镇痛药有100多种，处方和非处方的都有，它们的化学组成为非那西汀、氨基比林、咖啡因、苯巴比妥，这4种药物对胃均有刺激性，可引起上腹部疼痛、恶心、呕吐。尤其是咖啡因与氨基比林的刺激性较大，咖啡因除对胃黏膜有直接刺激外，还有促进胃酸分泌的作用，可使胃、十二指肠的炎症及溃疡加重。所以胃痛时服用此药，无疑是在胃部原有的病变上雪上加霜。专家建议，如果一定要用镇痛药，最好在医生的指导下，根据个体差异情况，有针对性地选用，尽量避免对胃肠道造成伤害。

某院消化内科曾收治过一个女患者，来的时候上腹部疼痛，进行性加重，医生给她用了盐酸消旋山莨菪碱注射液以解痉止痛，其腹痛有所缓解。由于患者疼痛烦躁，当天拒绝检查腹部彩超，医生见其疼痛缓解，也就认为是普通的胃肠道炎症所致，没太在意。可是当天晚上，患者进食后再次出现疼痛加重。医生立刻提检了其腹部彩超，结果是胆总管结石，胆绞痛发作，后将其转入外科治疗。这件事想起来都后怕，幸好患者没什么大碍，不然真是后悔莫及。

（4）忌乱服胃药。

对于胃病，人们普遍反映难治，这主要是由于不重视造成的。现实生活中很多人都不把胃病当回事儿，如前所述，八成以上的人得了胃病并未马上到医院诊治，而是凭经验随便买药吃。

临床上胃病的种类很多，以胃溃疡、十二指肠溃疡和慢性胃炎最常见。因病变部位、程度、病因不同，用药理应有所区别，在未明确诊断的情况下随便吃药，不但起不到预期的效果，有时还会产生不良反应。

目前市面上出售的胃药90%以上都有抑制胃酸的作用，它们对因胃酸过多而引起的十二指肠溃疡可能有些作用，但对由幽门螺杆菌引起的胃溃疡则不是主要用药。这是因为抑制胃酸的药物确实能缓解疼痛，胃痛止住了，但同时也掩盖了症状，容易让患者忽视疾病。另外，胃溃疡患者的胃酸分泌原本就比较少，再服用抑制胃酸的药物，胃部的酸性环境就更弱了，反而更利于细菌的生长，容易发展成为胃癌。所以，即便是胃药也不能乱吃。

八、黄疸

1. 概述

黄疸俗称黄病，是一种由于血液中胆红素升高致使病人的皮肤、黏膜和眼球的巩膜发黄的症状。通常，人体血液的胆红素浓度高于2~3毫克/分析（34~51）时，这些部分便会出现肉眼可辨别的颜色。黄疸可以见于急性或慢性肝炎、肝硬化、肝癌、酒精性肝病、脂肪肝、胆囊病、胆道梗阻和血液病等。

2. 中医治疗

中医根据患者症状体征，辨证论治。阳黄：热重于湿，治以清热通腑、利湿退黄，给予茵陈蒿汤加味；湿重于热，治以利湿化浊运脾、佐以清热，茵陈五苓散合甘露消毒丹加味；胆腑郁热，治以疏肝泄热、利胆退黄，大柴胡汤加味；疫毒炽盛，治以清热解毒、凉血开窍，犀角散。阴黄：寒湿阻遏，治以温中化湿、健脾和胃，茵陈术附汤加味；脾虚湿盛，治以健脾养血、利湿退黄，黄芪建中汤加味。黄疸退后：湿热留恋，治以清热利湿，茵陈四苓汤；肝脾不调，治以调和肝脾、理气助运，柴胡疏肝汤加味；气滞血瘀，治以疏肝理气、活血化瘀，逍遥散合鳖甲煎丸加味。

3. 临证诊疗禁忌要点

（1）忌酒。

酒为湿热之品，属火热，纯阳毒物，若黄疸之人饮之，势必加剧邪热。同时又直接损害肝细胞，加深黄疸。所以，黄疸病人切勿饮酒，"是酒不动"。

（2）忌油腻、辛辣、海鲜及不易消化食物。

如鱼、虾、肥肉、煎蛋、葱、蒜及生冷瓜果。由于黄疸均与脾虚湿困有关，导致湿邪内蕴，故宜食用清淡渗利、蔬菜瓜果之物，忌吃油腻、黏糯、海鲜等助湿恋邪之品。湿热偏重的阳黄之人，宜吃清热、利湿、解毒的食物，忌吃辛辣、温热、香燥之类的食物补品；极为少见的寒湿偏重的阴黄之人，宜吃温阳化湿之品，而忌吃生冷滋腻清凉之物。

（3）忌胡椒。

凡湿热型黄疸之人忌食之。《本草纲目》云："胡椒大辛热，纯阳之物。……盖辛走气，热助火，此物气味俱厚故也。"《随息居饮食谱》也认为："多食动火烁液，耗气伤阴。"阳黄之人，多食则易加重病情，助长湿热之邪，使黄疸不易退去。

（4）忌鹅肉。

民间视其为大发之物。唐代食医孟诜认为"多食令人发痼疾"。明代李时珍也指出："鹅，气味俱厚，发风发疮。"《中药大辞典》中说："湿热内蕴者禁食。"阳黄为湿热型黄疸，故多食鹅肉则弊多利少，甚至有弊无利，加重病情。

（5）忌羊肉。

羊肉性温，味甘。黄疸之人多为内有湿热，熏蒸肝胆，胆液外泄而发黄。《金匮要略》中早有告诫："有宿热者不可食之。"黄疸之病为"内有宿热"之疾，应忌食。

（6）忌人参。

人参性温，味甘，为温热性补气强壮之品，有助热上火动血之弊。黄疸之人多以湿热之邪为患，尤其是急性黄疸之人，多属热证、实证，宜吃清淡利湿之物，忌吃温热补益之品。尤其是人参，甘温助火，阳黄之人更应忌食。

（7）忌鸡蛋。

鸡蛋性平，味甘，为高胆固醇食物。《随息居饮食谱》中认为："多食动风阻气，……疸……痞……皆不可食。"因此，患湿热型黄疸与寒湿型黄疸之人皆不宜食。

九、便血

1. 概述

便血是指血液从肛门排出。可发生在便前或便后，或鲜红或暗红，或单纯便血或与粪便混杂而下。中医学又称之为后血、下血、泻血或出血等。它既是一个独立的症候，又是多种疾病的一个常见症状。作为首发或常见症状，主要涉及西医学内痔、肛裂、息肉，以及消化道炎症、癌肿或损伤等。

便血的原因较多，几乎各类消化道出血均可引起便血，但常见原因有：上消化道出血；小肠出血，如肠结核、局限性肠炎、急性出血性坏死性肠炎、小肠肿瘤、肠套叠等；结肠出血，如痢疾、溃疡性结肠炎、局限性肠炎、结肠癌等；直肠出血，如直肠癌、痔、肛裂等；其他疾病，如各种血液病、流行性出血热、伤寒与副伤寒、钩虫病、维生素缺乏症等。此外，肝硬化患者大都伴有痔疮，容易发生便血。

2. 中医治疗

中医根据患者症状体征，辨证论治。肠道湿热，治以清化湿热、凉血止血，地榆散合槐角丸加味；气虚不摄，治以益气摄血，归脾汤加味；脾胃虚寒，治以健脾温中、养血止血，黄土汤加味。

3. 临证诊疗禁忌要点

（1）饮食临证诊疗禁忌。

①忌烟酒、咖啡等刺激之物。

烟酒或刺激性食品可加重肠黏膜充血水肿，使便血加重，故便血的患者治疗期间应忌烟酒，宜食清淡易消化食品。

②忌食辛热、油腻、粗糙、多渣的食品，如前所述。

（2）生活临证诊疗禁忌。

①便血的患者应注意休息，避免剧烈活动。便血量大者要卧床休息，吃流食或少渣饮食，必要时应禁食，以减少对消化道的刺激。

②养成定时大便的习惯，大便以稀糊状为佳。减少增加腹压的姿态，如下蹲、屏气等。忌久坐、久立、久行和劳累过度。

③要心情开朗，勿郁怒动火。心境不宽、烦躁忧郁会使肠黏膜收缩，血行不畅。减少房事，房事过频会使肠黏膜充血，加重出血。

（3）忌用活血药。

便血患者在治疗过程中应避免使用活血化瘀药，以免造成出血不止。另外，一些高血压、动脉硬化、栓塞的病人常年服用活血化瘀药，如丹参片、阿司匹林及某些抗凝药等，当出现便血时应暂缓使用活血化瘀药及抗凝药，否则治疗效果不佳。

（4）忌不问年龄与性别。

成年人便血多是内痔、肛裂、炎性肠病等。内痔出血多见于男性，肛裂出血则多见于年轻女性和便秘患者。儿童便血多为直肠息肉、肠套叠。家族性息肉多见于青春期发病，多为黏液血便。中老年便血则要排除结、直肠癌及结肠憩室的可能。

（5）忌不分便血性状、出血方式、颜色和出血量。

病变部位不同、病种不同，导致的便血情况也不同，临床一定要仔细询问、分析患者主诉的病史，对每个环节都要加以重视，以便快速、准确地判断病变原因及部位，使检查更有针对性。

一般认为 3 ～ 7 毫升的出血即可使粪便潜血反应呈阳性，25 ～ 30 毫升的出血可使粪便呈黑色，100 毫升的出血可使粪便呈柏油色。肉眼可见的鲜血或血块多数病变在肛门直肠或乙状结肠下部。如内痔出血呈点滴状或喷射状；肛裂则是血附着于粪便表面或手纸染血，出血量少；如出血量较多，血液在肠腔内潴留，排出时可呈黑色、暗红色或有血块。

血便相混则多见于上位结肠病变，血色多暗红。黏液血便、脓血便常提示大肠有炎症，多见于溃疡性结肠炎、痢疾、大肠息肉、阿米巴肠病等，亦可见于结肠癌。上消化道出血一般为柏油样黑便，但当出血量多，在 1 000 毫升以上，排出较快，4 小时左右排出时，则呈暗红色，甚至为较鲜红的血便。少量便血一般来源于肛门及直肠、乙状结肠疾病，如内痔、肛裂、息肉、肿瘤等；大量便血多见于上消化道大出血、急性出血性坏死性结肠炎、大肠血管瘤、结肠血管扩张症以及痔疮手术后继发性大出血等。

（6）忌不辨症候。

中医临床遣方用药离不开辨证，便血的性状、颜色和量是中医辨证的主要依据。如《证治汇补》曰："纯下清血者，风也；色如烟尘者，湿也；色暗者，寒也；鲜红者，热也。"故便血色鲜红，为肠风下血；便血晦暗不鲜，为脏毒；大便下血量多色淡，多为气虚失摄；下血量少、血色深红、便难、腰酸者，属肝肾阴虚。所以，临症不能不辨症候。

十、脾肿大

1. 概述

肝硬化病人大多有脾肿大，肿大的程度较急性肝炎显著而质地较硬。正常生理状态下，脾脏静脉、门静脉、肠系膜上静脉等的血液从门静脉流经肝脏，汇集于下腔静脉，进行血液的体循环。肝硬化时肝内循环遭到严重破坏，门静脉系统的血液回流受阻，压力增高，形成肝硬化的一个重要病理改变，即"门静脉高压症"。由于脾静脉直接流入门静脉，因此门静脉高压可使脾静脉回流受阻，网状内皮细胞和纤维组织增生，脾脏瘀血，从而使脾脏充血性肿大，并有脾功能亢进的现象，临床上称"肝脾综合征"。

2. 临证诊疗禁忌要点

（1）忌剧烈运动。

肝硬化脾肿大的患者在锻炼身体的时候，一定要注意防止外伤，不要让脾区部接触硬、尖的物体，以免发生脾破裂。

（2）饮食临证诊疗禁忌。

①忌过量摄入蛋白质。

肝脏是蛋白质合成的场所，每天合成白蛋白 11 ~ 14 克。当肝硬化时，肝脏就不能很好地合成蛋白质。这时就要合理安排蛋白质的摄入，防止发生肝性脑病。可以选择多种来源的蛋白质食物。为了使病人能较好地适应，可吃以酪蛋白为基础的饮食，把奶酪掺到适量的鸡、鱼、瘦肉、蛋中，每天都要有一点儿，以平衡蛋白膳食。

②忌过度限制脂肪摄入量。

有的人患肝硬化后，害怕吃含有脂肪的食物，其实脂肪摄入量不宜限制过严。因肝硬化时胰腺功能不全、胆盐分泌减少、淋巴管或肝门充血等原因，有近半数的肝硬化患者出现脂肪泻，对脂肪吸收不良。当出现上述症状时，应控制脂肪摄入量。但如果患者没有上述症状，并能适应食物中的脂肪时，为了增加热量，脂肪摄入量不易限制过严。若为胆汁性肝硬化，则采用低脂肪、低胆固醇膳食。

③忌过度限制碳水化合物的摄入量。

碳水化合物的充足能使体内充分地贮备肝糖原，防止毒素对肝细胞的损害，患者每天可吃淀粉类食物 350 ~ 450 克。

④忌过量摄入膳食中的盐与钠。

对有水肿或轻度腹水的病人应给予低盐饮食，每日摄入的盐量不超过 3 克；严重水肿时宜用无盐饮食，钠的摄入量应限制在 500 毫克左右。禁食含钠较多的食物，例如蒸馒头时不用碱，可改用鲜酵母发面，或吃无盐面包。挂面中含钠较多，不宜多吃。另外，各种咸菜和酱菜的钠含量也非常高，肝硬化脾肿大患者应绝对限制。

同时，调味品中味精的成分以谷氨酸钠为主，会加重肝脏对水钠代谢的负担。现在，市场上为满足各类顾客的需求，还供应各种低钠盐、低钠酱油和无盐酱油。在烹调菜肴时，要特别注意烹调方法，否则反而会加重人体对钠的摄入。例如有人在做鱼、肉时习惯于先用盐或酱油腌渍，然后再用水冲掉表面的咸味，虽然吃起来不咸，但是钠离子已远远超量了。做各种菜肴时，先不放盐或酱油，出锅前再放，或者炒熟后再放，这样吃既有味道，又限制了钠盐的摄入。其他含钠较高的食品的摄入量，如海产品、火腿、松花蛋、肉松等也应严格控制。每日进水量应限制在1 000 ～ 1 500毫升。

⑤忌食用坚硬、粗糙及不易消化的食物。

肝硬化病人经常出现食欲不振，应吃易消化、易吸收的食物，少量多餐，要吃软食且无刺激食品，避免食用坚硬、粗糙的食品，如油炸食品、干果类食品等。当合并食管静脉曲张时，更应严禁食用油炸食品和干果类食品等，因这类食物可刺破食管静脉，引起上消化道出血，以致危及生命。肝硬化病人千万不可为满足一时口感的痛快和心理需要，而丧失宝贵的生命。

参考文献：

［1］高新彦，谢英彪.常见病饮食宜忌［M］.北京：人民
　　军医出版社，2009.

［2］国家中医药管理局医政司.24个专业105个病种中医
　　诊疗方案（合订本试行版）［M］.国家中医药管理局，
　　2012.

附录

中西医结合治疗肝病思路探析[①]

笔者拟在中医传统理论的指导下，结合现代西医学的知识，对肝病临床常规的治疗思路进行初步的探讨和分析。

一、理论互融，实践渗透

1. "下法"与"肠肝循环"的关系

"下法"是祖国医学治法的八法之一，"肠肝循环"是指药物、饮食物及从肝脏生成的代谢物从肠内被重吸收回血液中，在大肠、肝脏、胆汁间形成的循环。现代研究表明，人患慢性肝病过程中，胃肠蠕动功能减弱，肠道内容物积留时间过久，肠肝循环的首次通过作用降低，肠源性内毒素及血氨的吸收增加，进一步加剧了脑血循环障碍。

"下法"是攻逐体内病邪的方法，有去菀陈莝、推陈致新的作用。"下法"能通腑实、祛毒邪，使毒性物质从肠道排出，切断其肠肝循环，能减轻或控制肝病的发展。

笔者认为，运用"下法"使弥散在胃肠道的毒性物质清除体外，减少毒性物质的吸收，有效地阻断其肠肝循环，对肝病的好转可事半功倍。

①刘铁军. 中西医结合治疗肝病思路探析［J］. 中西医结合肝病杂志，2010(4).

2. 理论基础

中医对于肝病治法的论述源于《黄帝内经》，即"肝苦急，急食甘以缓之""肝欲散，急食辛以散之，用辛补之，酸泻之"。明确地提出了甘缓、辛散、酸收三大治法，成为后世治肝的理论基础。《金匮要略》中也说："肝之病，补用酸，助用焦苦，益用甘味之药调之。"这除继承《黄帝内经》的治疗原则外，又增添了苦味，即清肝用苦味。清代李冠仙创肝病十法，王旭高更提出肝病三十法。均为后世治疗肝病提供了理论基础。

明代著名医家李梴在《医学入门·脏腑》论曰："心与胆相通，肝与大肠相通，脾与小肠相通，肺与膀胱相通，肾与三焦相通，肾与命门相通。此合一之妙也。"其中"肝与大肠相通"一句，李梴注："肝病宜疏通大肠，大肠病宜平肝经为主。"

《黄帝内经·素问·五藏别论》云："六府者，传化物而不藏。""此受五藏浊气，……不能久留，输泻者也。魄门亦为五藏使，水谷不得久藏。"而与肝相表里的腑是胆，胆属奇恒之腑，藏而不泻，明显与"传化之腑"的特点不符，即胆无输泄浊气的功能，正如李梴在《医学入门·脏腑》所说："异哉胆也！无出入窍，而附于肝之叶间；水色金精，名清净腑，而避乎胃之私污。"既然与肝相表里的胆无法承担为肝输泄浊气的任务，所以，肝必须寻求一个浊气输泄的通路。大肠具金体而兼土性，其土性能辅助肝之浊气降泄，其金性又可防肝之脏气过泄，更加上大肠之末端魄门"亦为五脏使"，自然就成为为肝泄浊的"传化之腑"。

3. 临床应用

"下法"在肝病治疗中的应用，主要是体现在"大黄"的应用上。大黄具有"走而不守"、功善通下的药性，可调节肠道菌群，使排便正常、规律，其为下法应用之首药。常用的方法有通腑泄热法、导滞通便法、增液通下法、通瘀破结法等等。现代研究也表明，大黄能防护肝细胞变性、坏死，疏通肝脏微循环，增加血流量，降低门静脉压力及增加肝脏营养物质的供应。但是大黄亦有禁忌证，如果患者平素阳气不足，表现畏寒肢冷，喜饮热饮，舌淡苔白，脉沉缓无力或数而无力者，应该忌用，以免发生重伤阳气，甚则发生气陷之变。对于大便溏泄的患者，若舌质红，苔黄或黄腻，伴有便质臭秽，黏腻不爽，属于湿热为患仍可用之。因此"下法"应该贯穿整个肝病治疗的始终，即使患者大便正常，也应该小量应用，以达到清除肠道毒素，促进人体正气恢复的作用。

肝病治疗重视"下法"的运用，但不能将"下法"单纯看作是为了通调大便，更为重要的是为了祛除病邪，尽快改善因肠道毒邪（主要是肠道内毒素）所致的机体不正常的机能状态，从而达到未病先防或已病防变的目的。

将"下法"与"肠肝循环"理论有机结合，运用于临床实践中，是对《黄帝内经》及"六腑以通为用"和明代著名医家吴又可"逐邪勿拘结粪"学说的重要继承和发展，体现了传统继承观与时代发展观相结合的鲜明特点。肝病患者肝脏的解毒、代谢等生理功能均有不同程度损害，容易造成体内有毒物质的积聚，不仅加重肝脏的负担，不利于肝脏功能的恢复，而且容易诱发其他疾病。通过使用承气类中药汤剂以通利泻下，使体内的毒性物质从二便而解，从而达到调节胃肠功能、消除肠道炎症及内毒素血症、预防和治疗肝病的目的。研究表明，通里攻下法对控制细菌移位有显著效果，且对肠道屏障功能具有明显的保护作用。

二、中西结合，优势互补

对于急性肝炎高胆红素、淤胆型肝炎、残留低胆红素血症、肝炎肝硬化黄疸、难治性腹水这些肝病治疗难题，如果我们能够结合现代医学理论，中西医结合地进行科学的辨病辨证治疗，往往可以得到比较理想的效果。

1. 双重诊疗

西医的诊断比较明确，抛开西医的诊断，单纯应用中医诊断的治疗是不全面的，一个明确的诊断可以精确地判断疾病的预后和治疗方案。首先要求对疾病做出明确诊断，如用实验室、影像学检查等方法，对某一肝病做出明确的病原学诊断，如乙型肝炎、丙型肝炎、药物性肝病、血吸虫性肝病等，根据不同的病因选取不同的治疗策略，并选用相应的方药进行治疗。如酒精性肝病，戒酒是最根本的病因治疗；多数药物性肝病，停用可疑药物即可自行康复。再如肝癌的患者，确诊后辨证用药，其治疗方案因人而异，差别甚大；对不明原因腹水的患者，如果是卵巢肿瘤所致，不能及时发现会耽误手术时机。

对中医证型应确立其规范化标准，除应辨清主证，综合望、闻、问、切四诊作为证型确立的依据外，还可将某些客观检测指标作为某一证型的诊断内容和条件，这样证型就不仅有量的指标，也有质的分析，既能体现临床规律，又能反映病变实质，最终制定出统一的、相对固定的证候学与治法学标准。但是西医的理化检查，只能反映疾病的一部分实质，比如血液检查，只反映血的情况，却脱离了中医的"气"，对中医的辨证显得毫无意义可言。

2. 体内自有大药

古人云："病犹如此，药何以堪，人体自有大药。"《黄帝内经》云："上古之人，其知道者……起居无常，故半百而衰也。"健康的人身体处于阴阳平衡的状态，脏腑经络气血有次序地运行，同时体内的"毒素"随着人的呼吸、汗液、尿液、粪便等排毒系统排出体外，从而达到了人体的阴阳平衡。人体自身是力求保持平衡，我们可以称它为"先天平衡能力"，相当于西医学的"免疫力"。中医认为脾胃为气血生化之源，五脏之精气皆赖脾胃运化和传输，皆需脾胃化生后天水谷精微的补充，如脾胃化源乏源，则灾害至矣。《黄帝内经》云："有胃气则生，无胃气则死。"疾病的恢复不能完全依赖于药物，中药的应用无论是祛除邪气（包括下法）还是扶助正气，最终目的都是调节人体的"免疫力"，使之恢复到平衡状态。

因此在肝病的治疗中顾护"正气"尤为重要。《黄帝内经·素问·五常政大论》曰："大毒治病，十去其六……谷肉果菜，食养尽之，无使过之，伤其正也。"充分说明了医生运用药物祛除邪气也是为了体内正气的恢复，不能用量过度，过度就会伤及人体正气，导致邪去正衰而后患无穷。疾病的最终向愈终归要靠自身的免疫力去完成。

《伤寒论》在治法上提出了"阴阳自和"和"保胃气，存津液"两个原则。指明了辨证过程中人、病、药三方面的关系，要以人为本，人是最主要的。在肝病的治疗中，同样要遵循这个原则，否则在治疗中先伤了正气，则抗邪无力，会导致邪气滋生和发展，使治疗处于被动。

3. 重视药毒致病

随着化学药物的研究问世，医学界更加重视"药毒"的伤害，并规定西药必须在说明书中标注出不良反应和毒副作用及各种禁忌证。药毒指因误服有毒药物，或治疗中错用药物，或用不合格、变质的药物，或用药剂量过大及药物配伍失度所致药物毒副作用。

肝脏是人体药物代谢的主要器官之一，肝脏发生病变后，其解毒和转化功能减弱，用药过多可加重肝脏的负担。所以，肝病患者用药要少而精。肝病，特别是到了肝硬化及肝硬化失代偿期，肝脏对药物分解和转化及水液代谢的功能降低，如果此时连续输液，极易诱发腹水或使腹水加重，甚至导致上消化道呕血及肝昏迷，使原有的病情加重，这是临床常见现象，称其为肝病输液腹水综合征或水中毒症。因此，对已有腹水或有腹水倾向者，严格控制液体量，切勿过量输液，应少用药，在临床治疗时一般应遵循"能口服者，不予肌肉注射；能肌肉注射者，不予静脉输注；需静脉输注时，应避免过量输液"的原则。

三、辨证用药，遵循法度

辨证论治是中医的精髓，临床上应综合四诊，认清主证，随症加减，同时配合"对药"的应用，可取得较好的疗效。但是中医药同任何一门科学一样是一个开放的学科，也需要不断地发展、成熟，它的发展必然也必须受到现代科学技术的影响。

1. 辨证取效

《难经》云：望而知之谓之神，闻而知之谓之圣，问而知之谓之工；切脉而知之谓之巧。临床上通过望、闻、问、切，可以全面系统地了解病情，准确"辨证"，然后治病。肝病在临床上最常见的病证类型分别是肝胆湿热型、肝郁气滞型、肝郁脾虚型、瘀血阻络型和肝肾阴虚型，或者是证型相互夹杂。中医传统的学术思想是着重研究整体和自发性，协调与协同性，现代科学的发展更符合中医的哲学思想。

临证时要重视脉诊和舌诊。脉诊不仅仅帮助我们去辨证，而且还能帮助医生去判断疾病的虚实和预后。由于人体先天禀赋、体质不同，再加上地域、生活习惯等差异，同样的疾病反映到不同的个体上，证候和临床表现差别甚大，这也是中医提倡"辨证论治"的原因。舌可以反映脏腑的寒热虚实及气血的盛衰。舌质的颜色可以反映邪气的深浅，舌苔可以反映邪气的性质和盛衰。观察舌质、舌苔的变化对判断肝病病情轻重、病程长短、预后及遣方用药具有很重要的参考价值。

2. 处方的合理性

（1）用药宜少。

肝病的治疗多采用综合疗法，但多方联用、多药杂用则会加重受损肝脏的负担。在准确的辨证之后，治疗应抓住主症，应对次症，对症下药，用药从简，配伍宜精。

（2）准确用药。

有人认为中药方剂多一味药少一味药不会影响疗效，这是错误的。比如说大黄，在作为主药入方时若被随意拿掉，患者服用了汤剂后就可能会出现腹胀、胁痛、大便不通等一系列症状，这也体现了准确用药的重要性。

准确用药主要体现在 3 个方面，一是选方用药时要遵循中医理论辨证的思想，做到"有是证，用是药"。同时注意个别药物的用法和用量，肝病处方大多以水煎剂为主，但有一些药物不宜水煎服，如水蛭，水煎后有效成分水蛭素容易破坏，需研末冲服；钩藤宜后下，甲珠宜先煎，这样才能充分发挥药效。二是掌握中药的现代药理作用，作为处方的参考。如瓜蒌，现代药理研究有减慢心率的作用，因此临床上心率过快就可以应用，或剂量大一些，然而瓜蒌属于寒性药，脾胃虚寒、大便稀溏的患者应该忌用；如败酱草、蒲公英、金银花、黄连、龙胆草等中药，现代药理研究证实可以使血清 ALT 降低，因此血清 ALT 升高的患者，可以酌情根据中医辨证选用。三是要结合西医生化检查选取中药，如尿常规提示白细胞升高，可用滑石、泽泻、车前子等利尿通淋药物；提示有血尿，可用白茅根、三七粉、生地炭等止血药物；胸片提示有肺部感染，可用鱼腥草、败酱草、蒲公英、紫花地丁等清热解毒药物；内毒素阳性，可酌加大黄、鱼腥草、败酱草、蒲公英、紫花地丁等药物以清除内毒素；肝功能提示总胆红素升高，可用茵陈、金钱草等利胆退黄药物；彩超提示有胆囊结石，可用金钱草、海金沙、鸡内金、郁金等排石药物；胃镜提示胃溃疡，或有反酸症状，可应用乌贼骨、瓦楞子、水红子等抑酸药物。

（3）用量宜轻。

肝病患者，肝脏代谢和解毒的能力已经降低，致使有些药物使用其常用量亦产生不良影响。因此，对肝病的治疗无论是中药西药，都应当严格把握用药剂量，宜以轻剂取胜。

（4）阶段用药，掌握疗程。

祛邪药不可久用，久用伤正。反对固定处方，一用到底。病情需要长期用药的应分疗程治疗，中有间隔。一个合格的医生应该对患者疾病的整个发展走向和当前所处"证"的位置，做到心中有数。比如慢性乙型肝炎患者，可以分为免疫耐受期、免疫激活期和免疫逃逸期。免疫耐受期患者肝功能正常，此时正不胜邪，邪气伏藏于体内，治疗当以扶正为主，兼以祛邪；免疫激活期患者肝功能异常，此时正邪交争，邪气较盛，治疗当以祛邪为主；免疫逃逸期患者肝功能轻度改变，此时正复胜邪，治疗当扶正祛邪，调节免疫，以和为度。

四、久病必"郁"，重视禁忌

1.久病必郁

慢性肝病病程漫长，容易反复，预后较差，常伴有躯体不适，尤其是病毒性肝炎患者具有传染性，长期生活在心、身双重的折磨中，经常处于一种抑郁状态，这种由慢性肝病引起的抑郁状态称为肝病后抑郁症，属于广义心身疾病的范畴，是继发性抑郁症的一种。

明代医家张景岳率先在《景岳全书·郁证》中提出"因病致郁"和"因郁致病"的学说，并提出"郁由乎心"的观点。肝病后抑郁症应属张景岳提出的"因病而郁"的范畴，其总的病机为气机郁滞。

目前对抑郁症的治疗，多应用西药抗抑郁剂，因其起效较慢，副作用大，患者常常难以耐受，多数抗抑郁药对肝脏均有不同程度的损伤，可加重肝病患者病情。相对而言，中药副作用小，采用中医辨证论治，对症用药，具有一定的优势。因此对肝病后抑郁症的病因病机、治则治法进行理论性的总结和探讨，并对中药复方治疗肝病后抑郁症的药效学进行深入的观察，具有重要的现实意义。

2.肝病禁忌

如果我们能在肝病诊疗过程中，或在肝病的恢复期，或在慢性肝病病情稳定时，注意食物、药物、饮酒等因素对肝病发生、发展规律的影响，这对于提高、巩固疗效，促进肝病康复、预防肝病复发，未病先防、已病防变，减少并发症，都有极其重要的意义。在临床上，肝病自然发展加重的患者相对少见，基本都能找到一些启动因素，比如饮酒、劳累、情志波动、药毒等因素，因此重视肝病的禁忌非常重要。